EL ARTE
DE CÓMO DEJAR DE PENSAR DEMASIADO

CONTROLA TUS PENSAMIENTOS Y CONTROLARÁS TU VIDA

Chris Zen

ÍNDICE

PRÓLOGO

Antes que nada, quisiera darte la bienvenida a este libro que, desde ahora mismo, es tuyo. Mi más profunda enhorabuena por tener el valor y la voluntad de invertir tiempo en tu desarrollo personal y paz interior. Pocos son los que se atreven a romper su zona de confort y a querer ir más allá, así que bravo por ti. Eres un gran guerrero o una gran guerrera, que tiene mucho que aportar a sí mismo y a todos los que le rodean.

Pensar demasiado es algo que sucede cuando estamos distraídos. Es decir, cuando no estamos en el momento presente. ¿Pero qué significa eso? Si pensamos más que sentimos, estamos ausentes del ahora, si vivimos angustiados por el pasado o preocupados por el futuro, nos llenamos de ansiedad, tristeza, culpa, ira, resentimiento y pensamos demasiado.

La cuestión es que nuestro cerebro no diferencia entre la imaginación y la realidad. Siente exactamente lo mismo cuando algo sucede en tu vida real que cuando lo imaginas. Así que empieza a tener en cuenta ese poder para usarlo en tu beneficio. La mayoría de las cosas por las que nos preocupamos no suceden o no llegan a ser tan graves como nos habíamos imaginado. Así que, en vez de preocuparse, hay que ocuparse. En vez de reaccionar, hay que actuar. Por supuesto, me refiero a una reacción negativa claro está.

Es posible que pienses que alguno de los capítulos o conceptos de este libro no esté relacionados con el objetivo principal de dejar de pensar demasiado. Pero todos colaboran directamente de alguna forma a tu bienestar y paz mental y te ayudarán a enfocar la atención en el aquí y ahora, para, poco a poco, ir reduciendo el ruido de las interferencias mentales y darte la calma y el equilibro que todos necesitamos.

Quiero decirte que ninguna de las claves que comparto contigo en este libro es desconocida para mí. Todas y cada una de ellas las he conocido, asimilado, probado e incorporado a mi vida a través de los años, por su gran eficacia y efecto positivo, a través de mi propia experiencia, por necesidad, curiosidad y voluntad. De hecho, muchas de estas técnicas y conceptos, las sigo practicando a menudo o de vez en cuando en mi día a día, ya que siempre hay algo que podremos mejorar o aprender para ser más felices, más sanos, creativos y agradecidos.

No tendría el poco valor, ni la poca coherencia de ofrecerte algo sin saber si funciona porque ¿eso de qué te serviría? ¿y de qué me serviría a mí? ¿qué gano yo mostrándole al mundo algo que no sé si es real, o si es útil?

Si alguien me enseñó algo, yo lo probé, me funcionó y me pareció útil, es mi deber moral pasarle ese conocimiento al siguiente, para que nunca se pierda. Igualmente, habrá otros conocimientos que yo mismo descubrí, o que son métodos ya aprendidos de otras personas que versioné para adaptarlos a mí, y así yo poder adaptarme a ellos.

Hay muchas de estas técnicas o experiencias que están relacionadas entre sí, y que se complementan o influyen unas en las otras, al menos de cierta forma. Al haber interiorizado y practicado alguno de estos conocimientos, te darás cuenta de que tu perspectiva ha cambiado, de que puedes observar detalles que antes se pasaban por alto y, de cómo aquello, que resultaba desconocido o incomprensible del mundo o de ti mismo, después se siente claro, cristalino y fácil de comprender o de practicar.

"La mente que se abre a una nueva idea jamás regresa a su tamaño original"

Albert Einstein

Yo mismo, hace tiempo, no podía entender ciertos conceptos que ahora muestro. Empezaba apenas mi camino de desarrollo personal y espiritual y había mucha información nueva que absorber. Y aún tengo mucho que aprender, por suerte. Pero en eso consiste la vida y, es tan buena maestra que, si no aprendes una lección, te la repite de nuevo, y así una y otra vez, hasta que la aprendas.

Lo bueno de incorporar cualquiera de estas técnicas o conceptos a nuestra rutina diaria, es que desde el momento en el que lo asimilemos y empecemos a practicarlo, veremos cambios en nosotros a diferentes niveles. Por ejemplo: hacer ejercicio mejora la salud, pero también calma la mente y positiviza el alma. Meditar calma la mente, pero también reduce la presión sanguínea, con lo que mejorará tu circulación, concentración, positividad, etc. Y así sucede con cada capítulo de este libro, podemos provocar un efecto dominó muy poderoso y positivo que nos ayudará a mejorar en todos los niveles.

La sinceridad es la conexión real entre los corazones. Este libro es el puente entre mi vida y la tuya. Una de las mejores y más bonitas formas de comunicación entre personas y culturas. No seré yo quien desafíe el futuro de ese puente ni comprometa su resistencia.

Por eso me debo a mi palabra, a mis valores y a mi coherencia, para poder ofrecerte una información digna de compartir y de utilizar en tu propio beneficio.

Cuando me di cuenta de que esta información era válida para mí, de que funcionaba y me ayudó cuando más lo necesitaba, pensé que debía compartirla con más gente. Pero, como bien todos sabemos, muy pocas personas permiten que les ayuden, a menos que lo pidan explícitamente. Parece como si fuera una ofensa aceptar la ayuda de alguien. Sería casi como reconocer que tú no podrías resolverlo por ti mismo, como confirmar públicamente que no tenías ese conocimiento que te quieren regalar, o como afirmar que necesitabas ayuda y, claro, eso podría ser considerado como "debilidad" en este mundo en el que vivimos.

Pero amigos míos, todos somos más o menos conocedores de una mínima información en la vida y completamente ignorantes de casi todo lo demás. Es decir, maestros de casi nada, aprendices de todo. ¿Y por qué nos cuesta tanto reconocer eso? ¿por orgullo, dignidad, apariencias? No sé cuál será el motivo más habitual, pero me parece absurdo. Todos, y repito, todos, necesitamos o nos vendría muy muy bien la ayuda adecuada en el momento oportuno. ¿O acaso pensamos que los mayores millonarios del mundo, presuntos hombres de mayor "éxito" del planeta, consiguieron llegar hasta donde están completamente solos y sin la ayuda de nadie? No señor, no me lo creo.

"Si caminas solo irás más rápido, si caminas acompañado, llegarás más lejos"

Proverbio chino

Por eso, opino que hay que bajar la guardia de vez en cuando, al menos cuando se trate de aprender, de dejarse influir, de callar al ego y de dejar que hable otro. Tenemos que aprender a escuchar sin querer responder. Tenemos que aprender a escuchar para comprender. Para ponernos en los zapatos de quién habla y asimilar su experiencia.

Y tenemos que dudar, dudar de todo lo que hemos aprendido y hasta de nosotros mismos, para ser capaces de evolucionar y de adquirir nuevos conocimientos. Sólo así se consigue la evolución y el avance de casi cualquier tipo. Gracias a la asimilación de nueva información que, unida a la combinación de tu ADN y a tus demás experiencias y datos, darán salida a nuevas técnicas y a un fructífero desarrollo de tu ser y tu entorno.

Atrévete a conocer tu estado máximo de bienestar. Un estado óptimo, máximo, donde tu cuerpo será ligero y resistente, tu energía fluida y desbordante, tu ánimo positivo y alegre y tu vida, se sentirá otra, llena de felicidad y abundancia.

Dejémonos llevar. Dejemos de querer ser y seamos. Dejemos de pensar tanto y sintamos. Aquí y ahora, todo está bien. En este momento, en silencio, no existe nada malo. Si ya dejamos que la mente participe, se desordena la habitación. Y luego cuesta encontrar lo que ya no está en su sitio.

"La mente es como un paracaídas, sólo funciona si se abre"

Albert Einstein

LA GRATITUD ES EL MOTOR DE LA FELICIDAD

Agradecer es algo que está al alcance de todos. No requiere de gran esfuerzo ni de mucha inversión de tiempo, pero puede cambiar nuestra vida y nuestra percepción de ella de forma absolutamente radical.

Al agradecer, estamos educando a la mente para que sea consciente de todo lo bueno que nos rodea. Nos estamos enfocando en lo bueno. Estamos siendo capaces de resaltar las muchas cosas positivas que tiene nuestra vida.

Seguro que muchos hemos oído aquello de *"en lo que centras tu atención, es lo que atraes o se expande en tu vida"*. Pero seguro que todos, todos, hemos oído el dicho *"las desgracias nunca vienen solas"*. ¿No es curioso? Son como dos caras de la misma moneda. Si me enfoco en lo malo, más cosas malas vendrán. Si, por el contrario, me enfoco en lo bueno, cosas buenas sucederán. Y si realmente tú o alguien de tu alrededor no puede ver las cosas buenas que le rodean, debe mirar con más atención. O cambiar los ojos con los que mira.

Podemos pensar que no están sucediendo cosas buenas, o que no hay nada positivo ahora mismo que podamos notar. Pero eso no es así. Tú estás aquí. Estás vivo, y eso ya es algo asombroso. Puedes respirar por ti mismo, y eso es un hecho fascinante. Puedes leer estas líneas, desayunaste esta mañana, dormiste caliente, alguien te deseó los buenos días, pudiste ducharte con agua y jabón, regresaste del trabajo, tienes dinero para cubrir tus necesidades, cenaste algo delicioso anoche, puedes caminar usando tus dos pies, etc, etc, etc. ¿Aún sigues pensando que no hay nada positivo en tu vida?

No es necesario que nos comparemos con la vida de otras personas. De hecho, es desagradable como dice el dicho, pero hagámoslo por un simple instante. ¿Cuántas personas en el mundo son pobres? ¿cuántos están pasando hambre, frío, en medio de una guerra, sufriendo? ¿Y, a pesar de todo ello, lucen en sus hermosas caras la más grande y luminosa de las sonrisas posibles? Guau... es para meditarlo con calma. Ellos, que tienen "tan poco" y nosotros que tenemos "tanto"... Ellos sonríen y van descalzos por el barro, nosotros lloramos desde nuestro "palacio". La depresión, el aburrimiento y la pereza son problemas de Occidente, del primer mundo. Son problemas causados por los excesos. Por el exceso de placeres superficiales y fugaces, por el exceso de estímulos vacíos y perecederos, y por el exceso de comodidad. Sí, comodidad. Rutina y confort, enemigos de la creatividad y de la evolución humana. Creadores de la falta de valores y de apreciación de nuestras vidas y nuestro entorno.

Cuánto más tenemos, más queremos. Y, cuánto más queremos, menos valoramos.

"No es más rico el que más tiene, sino el que menos necesita"

San Agustín

No es cuestión de tener poco. O quizá sí. Es más bien de valorar lo que se tiene o se es. No es tener lo que se quiere, es querer lo que se tiene.

Cuando eres capaz de ver la infinita abundancia que te rodea, todo está bien. Todo es suficiente. Todo es una bendición, una fortuna, una suerte, un regalo, un tesoro. Y tú eres el afortunado que lo puede disfrutar. Sólo debes quitarte la venda de la mente, y dejar de compararte con aquellos que crees que tienen "más" que tú. Échale un vistazo al capítulo *"El placer por el placer"* para que comprendas que no es oro todo lo que reluce. Que no toda la gente "rica" es feliz. Pero tú puedes ser feliz siendo agradecido. Puedes ser "rico" sin ser millonario. Puedes sentir la fortuna de la inmensa abundancia en tu vida, sentado en el parque sintiendo el sol en la cara. O paseando bajo la lluvia con tu mascota un domingo. O nadando en el mar o la piscina sintiendo tu cuerpo flotar ligero desobedeciendo a la gravedad.

Hermano ¡estás vivo! Estamos aquí y eso ya es una maravillosa sensación ¿no crees? Dile a tu mente que se tome unas vacaciones y concentra tu atención en el aquí y ahora ¿acaso no hay incontables motivos para dar las gracias hoy? Da las gracias entonces. Al universo, a Dios, a Buda, a Alá. A tu madre, a tu padre, a tu hija o hijo, a tus hermanos o hermanas. A tu vecino, a la panadera, a tu compañero de trabajo. En soledad o en compañía. Dilo, siente el poder de la gratitud. Nota como, al sentir, al expresar la gratitud y exteriorizarla, el universo te devuelve su energía enseguida y los pelos del cuerpo se ponen de punta. Y todo esto, no es solamente por querer atraer cosas buenas, sino también para que puedas ver todas las cosas buenas que ya hay en tu vida sin necesidad de esperarlas.

Ejercicio:

Al levantarnos de la cama, vamos a realizar un simple ejercicio. Después de ir al baño o lavarnos los dientes y beber agua, sentémonos en un sitio donde estemos cómodos. Cierra los ojos y pon tu mano derecha en el corazón. Respira lento y profundo un par de veces y siente tu cuerpo. Ahora, da las gracias por todo lo que desees. Por aquello que sientas que es una bendición o una fortuna tener o ser. Da gracias por tu vida, por la comida, por tu casa o tu trabajo, por tu familia y amigos, por tu salud, por haber mejorado como persona o por querer mejorar, por ser generoso o decidido, por ser sincero o sensible, o simplemente da gracias por querer dar gracias.

La sensación instantánea debería ser muy positiva. Estamos dando a todo nuestro organismo, cuerpo, mente y alma, el poderoso mensaje de que agradecemos todo cuanto nos rodea. Cada célula de nuestro cuerpo recibe la información de que estamos bien, felices y rodeados de abundancia. Eso es algo maravilloso. Y es un ciclo que se realimenta positivamente a sí mismo.

Repite este ejercicio durante un mes y observa los cambios en tu comportamiento, en tu actitud hacia los demás o hacia los problemas o situaciones que suelen afectarte negativamente. Sé que te ayudará a verlo todo con otros ojos y a reforzar tu actitud de positividad y de fortaleza.

Este ejercicio cambiará la perspectiva con la que vemos la vida y programará positivamente tu subconsciente para que, poco a poco, los pensamientos inconscientes y automáticos de nuestra mente sean más y más positivos, y no hagan otra cosa que reafirmar nuestra felicidad.

CONTACTO PRESENTE

"Vive en el ahora". "Carpe diem". "Aprovecha el momento". "Disfruta la vida". Todos hemos oído estos refranes publicitarios, pero ¿somos capaces de llevarlos a cabo?

Vivimos en una era en la que nos bombardean los estímulos y la información, en la que hay cientos, si no miles de formas de acceder a nuevos "conocimientos" instantáneamente y desde casi cualquier lugar del mundo.

¿Pero eso es algo bueno o malo? Dicen que todo es malo en exceso y, en la mayoría de los casos, suele ser así. Personalmente, creo que el exceso de información es algo negativo, ya que ocurren dos cosas:

Primero: no se valora en absoluto la información recibida, ya que es tanta y es tan rápidamente consumida, que va y viene en un pestañeo. Mientras estamos intentando procesarla ya estamos recibiendo la siguiente.

Segundo: nos abstraen totalmente del momento presente. Son una continua distracción y, si bien a veces esa tecnología o información nos acerca a aquellos seres queridos que están lejos, también nos aleja de aquellos que están cerca. De esa forma, nos ausentamos del ahora, que es lo único que realmente nos "pertenece".

Imaginemos por un momento a una niña pequeña que ha nacido en una familia adinerada. Todos los años, en su cumpleaños, en su santo, por Navidad, ella recibe una cantidad inmensa de regalos, de todas las formas y colores, sin reparar en gastos. Sus padres quieren que su hija tenga lo mejor y que no le falte de nada, o quizá creen que esa es una buena forma de criar a su hija, rodeada de una supuesta abundancia, aunque sea sólo material.

En la mayoría de los casos, la niña crecerá mimada y sin la capacidad de valorar nada. Ha tenido tantos estímulos y regalos que, al rato, se cansa enseguida de todos. Necesita más y más sensaciones para seguir sintiendo ese placer que le da abrir un nuevo regalo o comprar un nuevo par de zapatos. Todo se trata de hormonas y del efecto que causan en el cerebro humano. Ese subidón de dopamina se va tan rápido como vino y al rato siente el vacío y necesita más y más para no tener que pararse a analizar lo que le ocurre. Sin duda es una adicción y un problema muy común en estos días. Luego hablaremos más de este tema en el capítulo "El placer por el placer".

Ahora imaginemos el caso contrario: una niña que nace en una familia humilde que roza la pobreza, donde todos ayudan en las tareas de la casa, donde tienen una tremenda suerte si consiguen poner comida en el plato una o dos veces al día durante todo el mes. A la pequeña le encanta ayudar a sus padres. No tienen televisión, así que pasa su tiempo hablando con su madre, leyendo y jugando con su único muñeco, que tiene ya varios años y está roto y descosido. Si, por suerte, en su cumpleaños, su padre y su madre logran ahorrar un poco de dinero y regalarle a su pequeña una muñeca nueva ¡imagínate su sorpresa! Dará saltos de alegría, correrá por todo el salón y abrazará a sus padres llorando de alegría y dándoles las gracias. Porque esta niña no está acostumbrada a este tipo de estímulos, no vive inconscientemente, consumiendo sin control, sino que su mente está en el ahora y vive el presente sin distracciones ni placeres vacíos. Por eso, valora lo que le dan, lo que le sucede, lo que vive con sus padres. Esta niña posiblemente será una gran persona y será feliz con poco o menos aún.

Eso es lo que nos ocurre a nosotros con nuestro presente. Estamos expuestos a tantos estímulos y tanta información que nos llega por nuestro móvil, redes sociales, email, llamadas, películas, series, trabajo, informativos y prensa... que, por ejemplo, cenar con nuestra pareja, ya no nos parece algo importante o digno de valorar. Eso es porqué vivimos distraídos, ausentes, sobrecargados de estímulos vacíos, con la dopamina desequilibrada, viviendo en piloto automático. Y, verdaderamente, aquello que pasamos por alto, puede que sea lo que más importa en realidad.

Las grandes compañías de publicidad no ganan nada si tú eres feliz. Ganan si consumes, si sientes "felicidad" pasajera y efímera o, mejor dicho, placer, al comprar y consumir sus productos. Pero, si tú eres feliz ¡ay hermano! no habrá pantalón roto o móvil viejo que pueda arrebatarte eso.

Si estableces unos cimientos sólidos para tu felicidad, tu vida estará estable y con un propósito, sin necesitar estímulos externos que la motiven temporal o falsamente.

Y no necesitarás el móvil último modelo, ni la camiseta de moda, ni la colonia del actor famoso o el coche que anuncian por televisión. Ya estarás feliz y completo. Y, si alguna vez, decides comprar alguna de esas cosas, la disfrutarás y valorarás como lo que es, algo pasajero y material que no define tu identidad, ni nada tiene que ver con tu felicidad.

Ejercicio:

Cuando te sientas distraído, enojado o, sobre todo, cuando te asalten pensamientos negativos, toca la pared que tengas más cercana. Respira profunda y lentamente mientras lo haces. Ahora centra tu atención en lo que sientes ¿la pared está fría o caliente?, ¿es lisa o rugosa?, ¿qué sientes al tocarla?, ¿firmeza, control, apoyo?

Y ahora, dime ¿dónde está ese pensamiento negativo o enojo que te consumía?

Esta es una buena manera de educar nuestra mente para que ella no nos maleduque a nosotros. Es una forma de mostrarle que hay ciertas cosas que piensa que no nos gustan y que no pensamos prestarle atención cuando nos las recuerde.

¿Cómo sino crees que los grandes hombres y mujeres de éxito han llegado a serlo?, ¿haciendo caso a sus miedos, inseguridades y pensamientos negativos? No lo creo.

"Aunque nadie puede volver atrás y hacer un nuevo comienzo, cualquiera puede comenzar ahora y hacer un nuevo final"

Carl Bard

Reflexionemos por unos instantes: ahora es cuando todo sucede, cuando podemos hacer algo por nuestro futuro, cuando debemos hacer cosas que nos hagan sentir orgullosos desde hoy mismo y, el día de mañana, más todavía. No esperes a que te cuenten la película de tu vida, sé tú el director, el actor y el guionista.

"Sólo existen dos días en el año en los que no se puede hacer nada. Uno se llama ayer y otro mañana. Por lo tanto, hoy es el día ideal para amar, hacer, crecer y, principalmente, vivir"

Dalai Lama

POSITIVIDAD

"Hay que ser positivo" dicen. Pero, a veces, puede resultar bastante difícil. Sobre todo, en los días que estamos viviendo últimamente. Por eso, es más importante que nunca que aprendamos a crear, a sentir y a repartir positividad, y a tenerla como actitud principal frente a la vida, porque nos puede ayudar en más de uno y en más de diez momentos al día.

No todo sale como planeamos, o más bien no a menudo. Hay diferentes resultados a los esperados, y las consecuencias no suelen ser agradables si se escapan a nuestro control. Al menos, así estamos acostumbrados a verlo. Pero ¿cuántas veces hemos oído lo de *"no hay mal que por bien no venga"*? ¿verdad? Y, según mi punto de vista, hay mucho de cierto en ese refrán, porque muchas cosas buenas ocurren después de sucesos que interpretamos como *"malos"*.

"Se me estropeó el coche". Desde luego, eso es un fastidio: hay que pagar al mecánico y tendremos que conseguir otro método de transporte mientras se arregla, o habrá que levantarse un poco antes de la cama para usar el transporte público y llegar a tiempo al trabajo. Pero, si mantenemos nuestra positividad e intentamos estar con una vibración alta, quizá después de dejar el coche en el taller, en vez de entrar rápido al metro y olvidarte del asunto, decidas disfrutar del momento y relajarte, y darte el *"capricho"* de desayunar en una cafetería que nunca habías visto, y, de repente ¡te encuentras con un antiguo compañero de clase con el que hacía siglos que no hablabas! Recordáis viejos tiempos, os ponéis al día y, mágicamente, sale una oportunidad de participar en un proyecto de negocio conjunto. ¡Guau! Increíble ¿no? ¡Menos mal que se me estropeó el coche!

O pongamos otro ejemplo: *Estás en el trabajo atendiendo a clientes, llevas cinco años allí y hoy pinta como otro día más en* el calendario. Haciendo las mismas operaciones de siempre, diciendo casi las mismas frases, aburrido o desmotivado... Pero, si de repente, sales del bucle en el que te has metido, pones un poco de atención en el presente e intentas ser más agradable de lo normal, o le preguntas al cliente por su vida o su día, mágicamente ¡todo se transforma! Al momento, todo se hace mucho más interesante y agradable, habláis de todo y nada, encontráis cosas en común, soltáis unas cuántas bromas y os echáis a reír y ¡apenas os conocéis! Quizá también te dé algún contacto nuevo con el que podrías ampliar vuestro negocio. Y, todo, gracias a intentar ser positivo y a prestar atención al momento presente.

Es verdad que hay muchos pensamientos que surgen de forma espontánea de nuestra mente y sobre los que no podemos tener control alguno, al menos de momento, pero lo que sí podemos elegir es hacerles caso o no.

"Si algo no te agrada, quítale el único poder que tiene: tu atención"

Carolina Herrera

Ejercicio:

Cada vez que algo malo atraviese el delgado telón entre tu subconsciente y tu consciente, cuando lo hayas notado surgir, ignóralo. Ponte a hacer otra cosa. Barre, canta, haz ejercicio, pon la música alta y baila. A mí me funciona tararear. Mi mente me susurra algo malo o negativo, y empiezo a tararear lo que sea. Una melodía inventada, una conocida, cualquier cosa. "Nana nananaaa nana naaa..." y, de repente, ya no está. El mal pensamiento se ha ido. Se cansó de que no le prestaras atención y se marchó. Has ganado esta batalla, pero la guerra sigue. La diferencia es que, ahora, tienes la estrategia defensiva adecuada para salir ileso. La no resistencia, la aceptación, el sentir más y pensar menos.

Escucho lo que la mente dice y, si no me aporta nada bueno no me interesa, así que desvío mi atención hacia otra cosa. Sonrío, hago la lista de tareas para hoy o empiezo a calentar para hacer ejercicio. Hablaremos más de este conocimiento en el capítulo "Contacto presente".

Otra técnica para reeducar nuestra mente es la siguiente: cada vez que sientas, o, mejor dicho, pienses, algo negativo o que no te aporta nada positivo ni a ti ni a los demás, obsérvalo. Analízalo. Hazte a ti mismo las siguientes preguntas y responde aquí mismo en tu libro si así lo sientes:

Ejercicio:

¿Por qué pienso eso?

¿Acaso lo pienso realmente o es sólo un arrebato sin sentido y no es lo que opino ni lo que me gustaría hacer?

¿Ese pensamiento es constructivo o destructivo?

¿Hace o hará algún bien, a mí o a los demás, que diga ese pensamiento en voz alta o que lo convierta en una acción?

Y, para mí, la más importante de todas:

Si yo estoy observando ese pensamiento aparecer, entonces ¿quién lo está pensando?

Confundimos nuestra mente con nuestra identidad y, desde mi punto de vista, es un gran error. Nuestra mente se rige por el subconsciente, y éste, por el cúmulo de experiencias y de conocimiento adquiridos a lo largo de nuestra vida. Hay imágenes, conceptos, normas o hechos que se quedan grabados a fuego en nuestro subconsciente y de los que, en su mayor parte, no tenemos conocimiento de su existencia. Pero influyen enormemente en nuestra forma de actuar, reaccionar, juzgar y vivir nuestra vida. Creo que eso es razón más que suficiente para querer seguir investigando más sobre el tema. Sobre todo, si nosotros sabemos que hay algún comportamiento o actitud impulsiva inconsciente que no nos hace ningún bien, a nosotros o a quienes que nos rodean. Es el momento ideal para aprender. Para observar, analizar, aceptar, practicar y mejorar.

"La herida es el lugar por donde entra la luz"

Rumi

O, lo que es lo mismo, cada experiencia que vivimos tiene el potencial necesario para regalarnos un aprendizaje que necesitamos. Pero sólo si estamos alerta. Humildes y atentos, el mundo se abre de par en par y nos muestra sus infinitas posibilidades. Y, recuerda que, si hay algún idioma en común con el resto de las personas de este planeta, es la sonrisa.

¿No crees que merece la pena esforzarse y concentrarse en ser positivo?

MEDITACIÓN

¿Qué pensarías si te dijera que tienes la posibilidad, el poder y la fuerza, de aumentar tu bienestar y tu salud, cambiando la mente? Suena genial, ¿no es así?

Gracias a la meditación, podemos reducir el estrés y el agobio del día a día. Nos olvidamos de las preocupaciones que nos acompañan y, cuando volvemos a enfrentarlas, lo hacemos con otros ojos. Nos estamos dando la oportunidad de volver a conectar con nuestra naturaleza interior, donde reina la calma y el bienestar.

"Le preguntaron al Buda: ¿qué has ganado con la meditación? Él respondió: nada. Sin embargo, te digo que he perdido la ira, la ansiedad, la depresión, la inseguridad y el miedo a la vejez y a la muerte"

Sabiduría budista

Cambios en nuestro organismo gracias a la meditación

Reduce la presión sanguínea, induciendo un estado de calma.

Activación de ciertas partes del cerebro relacionadas con el amor, la empatía y la compasión.

Mejora nuestra coordinación y concentración, nuestra memoria y estabilidad emocional.

Disminuyen los síntomas de ansiedad y depresión.

Ya son muy numerosos los estudios científicos que avalan este tipo de práctica. Gracias a pruebas de escáner cerebral, los científicos pueden observar con claridad las zonas del cerebro que se ven afectadas durante la meditación. Y los resultados son fantásticos y absolutamente positivos. Con lo que ya existen evidencias científicas y pruebas irrefutables de que

---

practicar meditación nos da el poder de cambiar la mente. Y para bien.

Otros cambios positivos causados por la meditación

Mejora nuestra capacidad de dormir fácilmente.

Alivia la tensión muscular.

Disminuye la producción de cortisol, la hormona del miedo y del estrés.

Reduce las posibilidades de contraer cáncer al oxigenar el cuerpo.

Nos ayuda a desconectar y relajar la mente.

Mejora nuestro estado de salud en general.

Realmente opino que deberíamos practicar a menudo la meditación, desde temprana edad. Porque los cambios en nuestra calidad de vida y en la forma de relacionarnos con los demás serían espectaculares, no sólo a nivel individual. Con seguridad, la sociedad evolucionaría positivamente en su interacción con la naturaleza y dedicaría más cuidado al impacto que deja en el medioambiente. Posiblemente nos cuidaríamos más, también nos alimentaríamos de una forma más consciente, seguiríamos una dieta alcalina sin provocar tanto dolor a miles de millones de animales en granjas y procesos industrializados.

Y sólo gracias a unos pocos minutos dedicados al día para ti, para estar en silencio, cultivar la calma y olvidar el estrés. No suena tan complicado ¿verdad?

Primeros pasos para meditar

Nadie nace sabiendo. En algún momento habrá que comenzar y aprender, como hizo todo el mundo. El proceso del aprendizaje es algo precioso, nos ayuda en nuestra evolución y nos prepara mejor para los acontecimientos venideros.

Disfruta de esta experiencia novedosa que puede darte muchos beneficios para mejorar tu salud y bienestar de forma natural.

Es tan sencillo como sentarse con la espalda erguida mientras escuchas una música que te relaje, mejor sin letra. Respira lento y profundo y disfruta de tu momento de paz, mientras intentas sentir más y pensar menos. No es cuestión de no pensar y de sentirnos mal por hacerlo, ya que eso es algo automático. Es cuestión de que, una vez que un pensamiento surja, no le prestemos atención y seamos capaces de enfocar nuestra atención en la música, en nuestro cuerpo, en nuestra respiración. También puedes ayudarte al principio con aromaterapia o aceites esenciales.

A continuación, te muestro diferentes variantes de meditación para que comiences a practicar:

Formas de practicar meditación:

Mirando una imagen: simplemente observando una foto, un dibujo o la pared misma. Respirando de forma lenta y profunda, lograremos alcanzar un estado de relajación y calma.

Escuchando o recitando un mantra: la energía es vibración, y la música es vibración. Uno de los objetivos de la meditación es elevar nuestra vibración, así que escucha música relajante o recita mantras, y conseguirás esa energía positiva y de paz que buscas.

Concentración en la respiración: ésta es la más común de todas, o la más conocida, pero cada persona suele sentirse mejor en un tipo de meditación. Simplemente siente el aire que entra en ti cuando inhalas y el que sale cuando exhalas. Concéntrate en su trayectoria, en la sensación que recibes, en todo ese sentimiento.

De nuevo recuerdo: lo importante para ver resultados, como en todo, es la constancia. Poco a poco veremos cambios increíbles en nuestra forma de ser y de actuar, y cambios muy buenos, tienes mi palabra.

Éstos son algunos de los tipos de meditación básicos. Pero hay otros diferentes y también combinaciones entre ellos, el caso es que todos requieren una respiración profunda y un ambiente tranquilo y sin distracciones donde poder practicar.

Empezar a practicar meditación:

Practica por ti mismo: simplemente investiga, siente, prueba las diferentes modalidades, verás que es muy interesante.

Lee un libro o mira algún tutorial en vídeo: vivimos en la era de la información, tienes cientos de posibilidades de acceder al conocimiento que buscas, sólo hay que empezar.

Consulta a algún amigo que sepa meditar: seguro que conoces a alguien que conoce a alguien que medita. Si se quiere conseguir algo, no hay excusas.

Participa en un curso: son cientos, sino miles, los cursos diferentes de meditación y conciencia que se dan en distintos puntos de tu país. Infórmate y prueba. Tienes muy poco que perder y mucho que ganar.

Meditación Pranayama

Te quiero mostrar una de las meditaciones que más me ha gustado y funcionado desde que empecé a practicar. Es un tipo de meditación Pranayama, y es muy sencilla.

Ejercicio:

Simplemente siéntate con las piernas cruzadas, la espalda erguida pero los hombros relajados. Tapa uno de los agujeros de tu nariz mientras inhalas lentamente por el otro. Ahora destapa ese lado y tapa el lado por el que cogiste aire. Exhala lentamente por el lado libre y, sin prisa, vuelve a coger aire por ese mismo lado por el que echaste el aire. Cambia de lado. Y así sucesivamente.

Respiraciones lentas y profundas, disfrutando de la calma y el silencio que nos rodea.

Este método de respiración equilibra nuestros dos hemisferios cerebrales, al igual que pronunciar el famoso OM en un mantra. De esa forma, equilibraremos nuestra energía con más facilidad y conseguiremos un gran estado de relajación sin problemas.

La meditación en acción

Poco a poco, te irás dando cuenta de que estás más calmado, duermes mejor y no te estresas con tanta facilidad. O quizá, de que ya no tienes tanta prisa por llegar al trabajo y, en vez de eso, disfrutas más del camino o de la música de la radio.

Ejercicio:
Puedes poner esta técnica en práctica en cualquier momento del día, te ayudará a relajar la mente, calmar la ansiedad y el estrés, y también a mejorar tu concentración y tu capacidad de tomar decisiones.

Cuando vengan pensamientos negativos de forma automática o inconsciente, simplemente siente tu cuerpo, se consciente de él, respira profundamente y siente el aire entrar en ti. Presta atención a la sensación de tus brazos, de tus pies, de tu cuerpo en general.

Y de repente el pensamiento negativo ya no está. Se fue. Has ganado esta batalla, pero ahora estás preparado para la guerra. Eso, si buscas la paz. O así decían ¿cierto? Qué tengas un gran día y disfrutes de la preciosa aventura de la meditación, hermano o hermana. Paz.

SIN COMPARACIÓN

Desde pequeños nos acostumbramos a compararnos con los demás. Es algo casi inconsciente y automático, un impulso de nuestro comportamiento que realmente no aporta nada positivo a nuestra vida ni a nuestra felicidad.

Muchos compañeros de clase tenían un juguete y tú no, así que ibas llorándole a papá o a mamá para que te lo compraran. Tenías que ser como ellos, debías tener lo que ellos tenían porque, si no fuera así, te sentirías diferente. Guau... ¡diferente! qué terrible cosa ser diferente ¿no? Eso es lo que hemos pensado toda la vida, o lo que nos hicieron pensar.

Si eras bueno en literatura e idiomas, pero malo en matemáticas, te ponían clase de refuerzo de matemáticas, para que tuvieras el mismo nivel de los demás, para que no te diferenciaras de otros. Pero, desde mi punto de vista, eso es un sin sentido. Nadie es igual a nadie, por mucho que intente serlo. Hay diferentes tipos de inteligencia y la gran mayoría de nosotros sólo poseemos cierta inteligencia en una cosa o en la otra, no en todas, con lo cual somos diferentes. Entonces ¿para qué tanto esfuerzo en ser iguales? Es la forma más eficaz de perder tu identidad y de ahogar la creatividad, de hacerte olvidar el talento y la destreza que te regaló la vida en uno u otro campo.

Si alguien es malo en matemáticas y bueno en literatura, no le pongas clase de refuerzo en matemáticas ¡sino en literatura! Es la única forma de desarrollar su potencial en aquello que le diferencia de los demás. Si pretendemos parecernos a otros corremos el riesgo de conseguirlo, y entonces, cuando consigamos lo que esa persona tenía, si es que acaso lo hacemos ¿acaso crees que eso te llenará?, ¿eso es lo que tú querías conseguir o lo que quería la persona a la que querías parecerte?

Si te comportas como alguien que realmente no eres, conseguirás atraer lo que no te conviene. Atraerás aquello que le conviene a tu personaje, a tu disfraz, no a tu esencia verdadera.

Desde jóvenes buscamos integrarnos, formar parte de algo, sentirnos arropados y socializar. Nada de eso es malo a excepción de que perdamos nuestra identidad. Casi todos nos forjamos inconscientemente una armadura que nos proteja de los "ataques" del mundo exterior. Fingimos ser duros e insensibles, para no mostrar debilidad alguna y no ser una presa fácil. Es triste pero cierto, dependiendo de la zona, país y condiciones en las que te criaste, esto se cumple en mayor o menor medida. Es una forma de autoprotección, de supervivencia emocional, es algo que no se dice, pero prácticamente lo hacemos todos, al menos en el primer mundo.

Si muestras lo que sientes, podrán usarlo contra ti, si cuentas demasiado de ti, te envidiarán y juzgarán, etc. Incluso la gente, cuando llora en algún evento, programa o similar, ¡piden perdón! ¿Perdón por qué? ¿por estar vivo, por sentir? Me parece triste que una persona deba avergonzarse por sentir, por mostrar su lado "vulnerable". Según mi punto de vista, llorar o reconocer tus sensibilidades no te hace débil, sino fuerte y real, maduro y consciente, y no veo nada de malo en ello. Si veo una película o documental, con una escena dura o tierna que me hace sentir, lloro y me da igual quien esté delante, si mi pareja o un teatro repleto de gente.

Sentir es bueno, es bonito, es humano, y te permite valorar la vida desde otros puntos de vista y observar esos pequeños detalles que hacen grande el presente, pero, sobre todo, sentir te diferencia de un mundo que, a veces, puede ser hostil y frío.

Reconocerse a uno mismo con sus rarezas y sus defectos, con sus virtudes y sus talentos, es uno de los procesos más gratificantes que existen. Después de tirar a la basura tu armadura, podrás ver el mundo con tus verdaderos ojos, podrás atraer lo que le conviene a tu verdadero ser, no a tu cáscara.

Somos igualmente diferentes, parecidos pero distintos y todos, créeme, todos, somos raros. ¿Qué manía le ha entrado a este mundo con que seamos normales? ¡Nadie lo es! Si dedicas tu tiempo y esfuerzos a intentar ser como otros, te olvidarás de ser tú, si pierdes la vida comparándote con otros, no serás capaz de valorar cuánto evolucionaste y cuánto aprendiste durante todo el proceso.

"Enfrentando el pánico se queda sin poder, no hay competición, sólo contra tu versión de ayer"

Lobo Indio

Es más, compararse con otros es una de las maneras más eficaces para impedir que la felicidad se arraigue en tu vida. Porque estarás pensando en lo que no tienes y esa persona sí tiene, pero ella pasó por otro proceso para conseguirlo, y probablemente significará algo muy diferente para ella que para ti. No podemos compararnos con nadie simplemente porque no somos como nadie. No nacimos ni nos criamos en sus condiciones, no recibimos la misma educación ni tuvimos los mismos padres, ni el mismo ADN, ni la misma mentalidad o la forma de ver o hacer las cosas. Entonces, ¿por qué iba a querer lo que esa persona tiene?, ¿por avaricia?, ¿por envidia?

Si quiero ser otra persona ¡qué así sea! pero entonces sé una mejor versión de ti mismo, no la misma versión que otra persona es.

Si no te gusta algo de ti, cámbialo, si no puedes, acéptalo. Y lo que te guste de ti, trabájalo, mejóralo, expándelo, hazlo tu firma y tu sello. Si te comparas con alguien, que sea para aprender algo bueno, no para envidiarle o sentirte mal por tu situación actual.

"Sé tú mismo. El resto de los papeles ya están escogidos"

Oscar Wilde

Sé por experiencia propia que, siendo uno mismo, las relaciones se volverán más sinceras, los amigos más leales y afectuosos y la vida más feliz y abundante.

Pobre de aquel que confunde su disfraz con su identidad, su mente con su verdadero ser, su ego con su esencia. Nosotros somos, no pensamos ser. Por supuesto, si yo quiero ser de una manera u otra y hago lo necesario, finalmente acabaré siendo de esa forma, pero no me refiero a eso ahora. Quiero decir que somos más sentimiento que pensamiento, más ser y dar que tener, somos más ahora que antes o después, más presentes y conscientes que distraídos y ausentes.

Ejercicio:

Este ejercicio es muy parecido al propuesto en el capítulo "Crítica y queja". Es sencillo, cuando percibas que te estás comparando mental o verbalmente con alguien, detente. Obsérvate. Pregúntate a ti mismo el porqué de esa actitud.
Quizá es por envidia, celos, frustración. Nada de eso es positivo. Detente y respira. Mira tu vida y todo lo que has logrado hasta llegar hasta aquí. Tienes casa, comida, amigos, salud, y seguro mucho más... y ya es bastante más de lo que tiene la mayoría de nuestros hermanos humanos que habitan en el planeta.

¿Y vamos a ser nosotros los que no valoremos lo que tenemos? No. Niégate en rotundo a dejarte llevar por esos pensamientos que nada bueno aportan. Sólo ya por el hecho de haber nacido ya eres todo un ganador. Fuiste elegido entre cientos de millones y conseguiste llegar al óvulo, entrar, crear vida y nacer.

Eres grande. Seas como seas, eres grande. Repítelo conmigo "SOY GRANDE". Otra vez, quiero oírlo bien "SOY GRANDE".

Ahora con pasión, una vez más *"SOY GRANDE"*. Ahora sal ahí afuera a triunfar. El mundo es tuyo.

CRÍTICA Y QUEJA

"¡Qué asco de día hace!", "¡estúpido, mira por dónde vas!", "ese tío es un...", "no quiero ir a trabajar", "tengo que hacer eso y no lo aguanto", "odio mi trabajo, pero es lo que hay", etc.

Éstas y cientos, mejor dicho, miles de otras críticas y quejas, bastante más fuertes y con peores palabras, son las que estamos acostumbrados a oír o a decir, día, tras día, tras día. De hecho, hay hasta frases populares y refranes que contienen más de una palabra o frase negativa e inexplicablemente, forman parte de nuestra cultura.

Realmente son una auténtica pérdida de energía. Literalmente.

Si yo invierto una mínima parte de mi tiempo en recordar lo poco que me gusta mi trabajo, ya me sentiré mal sólo por decirlo, y me sentiré así desde que lo haya dicho hasta que salga de la oficina o de mi puesto de trabajo y deje de trabajar. Y durante todo el proceso, habremos creado un recordatorio mental que nos esté diciendo: *"esto no me gusta", "que porquería", "¿por qué no soy capaz de buscar otra cosa?"* y demás frases condescendientes, autocompasivas y emocionalmente demoledoras.

Si bien es cierto, que es normal que nos fastidie algo o muchas cosas en nuestro día a día, hay formas y formas de enfrentarlo o, mejor dicho, hay dos formas de actuar: o se acepta, o se cambia.

Si es algo que yo no puedo cambiar, y yo ya sé que no me agrada, ¿por qué darle más tiempo en mi vida? ¿Por qué afirmar nuestro desagrado con palabras? Eso sólo reafirmará nuestro malestar y no solucionará nada, sino más bien lo empeorará. Hará la tarea mucho más larga y cansada, las horas se harán eternas y el tic tac del reloj se ralentizará aún más de lo normal.

Puede que parezca que nos estamos desahogando y soltando lastre, pero, en mi opinión, estamos reafirmando y consolidando ese mal sentimiento y dándole poder sobre nosotros, alterando negativamente nuestra energía, vitalidad y positividad.

Hay que tener muy en cuenta el poder de nuestras palabras, ya que aquello que exterioricemos con palabras, tiene la fuerza de afectarnos positiva o negativamente. No permitamos que algo que no nos siente bien se quede en nuestra vida más de lo necesario. Merecemos algo mejor. Mereces algo mejor.

Yo, aún hoy en día, me sorprendo a mí mismo en medio de una queja y, antes de llegar a decir un adjetivo calificativo desagradable, me callo a mitad de la frase, o la termino con un *"no me gusta"*, en lugar de ponerle un adjetivo descalificativo o grosero, lleno de rabia y en el cuál invertiremos parte de nuestro tiempo y energía que no volveremos a recuperar.

Poco a poco, estamos entrenando nuestro subconsciente para hacerle entender que las quejas y las críticas no nos gustan, no sirven para nada y no vamos a dedicarles ni un segundo más en nuestras vidas. De esa forma, conseguiremos detener el flujo constante de negatividad que puede llegar a salir de nuestra mente de forma inconsciente y automática.

Ejercicio:

Cada vez que te des cuenta de que una queja o crítica destructiva va a salir por tu boca, detente. Analízala. Obsérvate. No juzgues, no expreses una palabra negativa, no le des poder sobre ti a lo "malo" que ya ha pasado. Canta, tararea, haz flexiones, baila, o ponte a hablar de lo que tienes que hacer el día de hoy. Cambia el chip. Cámbiale radicalmente de tema a tu mente. No dejes que ese sentimiento negativo eche raíces en tu día.

Y si ya has dicho esa queja, crítica o palabra negativa, igualmente cambia de tema, enfoca tu mente en otra cosa. No le prestes atención, no lo desarrolles. Porque, aunque lo malo que ha ocurrido no sea tu culpa, tú acabarás pagando las consecuencias. Y aunque no lo creas o no te lo parezca, habrá sido por decisión tuya.

Sí, casi nunca puedes decidir lo que ocurre a tu alrededor, pero siempre puedes elegir como "te hace sentir". Porque eres tú el que decide sentirse así. Por eso ya nunca digo "eso me molesta", "me pones nervioso", etc. Porque soy yo el que se molesta, soy yo quien se pone nervioso, soy yo quien, inconscientemente, me dejo llevar por ese impulso y decido, automáticamente o no, rendirme a ese torrente de emociones y hormonas que me hace sentir fuerza tras la rabia, seguridad tras la crítica, poder tras el rechazo a lo desconocido.

"Un discípulo llegó muy agitado a casa de Sócrates y le dijo:

¡Maestro! Debo contarte como un amigo tuyo estuvo hablando mal de ti.

A lo que Sócrates rápidamente contestó: – ¡Espera! ¿Ya pasaste por los tres filtros lo que me vas a decir?

¿Los tres filtros? –preguntó extrañado el alumno–.

Sí –contestó Sócrates–. El primer filtro es la VERDAD. ¿Sabes a ciencia cierta si lo que quieres contarme es cierto de principio a fin?

No –replicó el discípulo– lo escuché decir a unos vecinos.

Entonces al menos lo habrás pasado por el segundo filtro, la BONDAD. Dime ¿lo que me quieres decir es bueno?

No, realmente no... es lo contrario.

¡Ah! –exclamó Sócrates– veamos entonces el último filtro. ¿Es NECESARIO que me lo cuentes?

Siendo sincero, más bien no es necesario –contestó el alumno–.

Entonces –sonrió el maestro– si no es verdadero, ni bueno, ni necesario, enterrémoslo en el olvido".

Texto adaptado de Sócrates

Así debemos reaccionar nosotros a la hora de decidir si debemos dejar que una queja o crítica por alguien o algo salga de nuestros labios y resuene en nuestro ser, modificando su vibración y afectándonos negativa o positivamente.

Cuando nos vamos a quejar o vamos a criticar, preguntémonos lo siguiente ¿es cierto?, ¿es bueno?, ¿es necesario?

La mayoría de las veces, sino todas, las críticas destructivas, insultos, las quejas o victimismos, no son ni ciertas, ni buenas, ni necesarias.

Quiérete un poco más y regálate sólo buenas palabras que te animen y motiven a ser más feliz hoy, ahora. Utiliza tus palabras a tu favor, y no permitas que las emociones y sentimientos negativos transformen tu forma de ver las cosas y reduzcan tus posibilidades de vivir una vida mejor.

"No permitas que tus heridas te conviertan en alguien que no eres"

Paulo Coelho, Manuscrito encontrado en Accra, 2012

CONSCIENCIA DEL INCONSCIENTE

A lo largo del día, hay ciertas cosas que hacemos de forma automática. Son las reacciones o impulsos inconscientes, y no necesitan de nuestro permiso para modificar nuestro comportamiento. Descansan en un lugar profundo de nuestra mente esperando el momento perfecto para salir, creando una reacción que, a veces, quizá no es la que nosotros esperábamos tener.

Se tarda un tiempo en lograr cambiar una reacción inconsciente, ya que es parte de la programación automática que hemos recibido durante nuestra vida. Está arraigada en lo más profundo de nuestra mente y nos ha condicionado a reaccionar de una forma concreta, tanto, que ya consideramos esa reacción como parte inseparable de nuestro ser.

El ser humano es un animal de costumbres y, realmente, es mucho más difícil deshacernos de una costumbre ya asimilada, que crear otra nueva. Por eso dicen que, en el proceso del aprendizaje, siempre es más importante desaprender que aprender. Pero, también, a la vez es más complicado.

Algo que lleva arraigado años y años dentro de nosotros, formando parte de nuestros ideales y creencias, es complicado de modificar. Porque debemos hacernos frente y derribar todo un sistema estructurado que forma nuestra identidad.

Pero hoy no somos la misma persona que aceptó esos ideales de ayer. Ni seremos la misma que mañana, aunque nos parezcamos bastante. Por lo tanto, algo que ayer nos sirvió de utilidad o nos resultó válido, hoy en día no tiene por qué encajar con nosotros en absoluto.

Eso nos puede dar motivos suficientes para ser capaces de cuestionar algo de nuestro comportamiento: ¿quiero ser igual que la persona de ayer que falló en determinadas situaciones?,

¿o quiero seguir tal y como estoy y soy ahora en el presente para el resto de mi vida? ¿O prefiero recoger toda esa información obtenida gracias al ensayo de prueba y error y ser la mejor versión de mí mismo para el día de mañana?

"La mejor manera de predecir el futuro es creándolo"

Abraham Lincoln

Para construir una felicidad sólida y estable para mañana, debemos trabajarla hoy, valorar nuestra situación, sentir gratitud. Para mejorar nuestro físico futuro, hoy mismo debemos hacer ejercicio, comer saludable, no hacer de nuestros malos hábitos una costumbre. Y así con todo.

Si algo no nos gusta del exterior, analiza dentro de ti porque no te gusta. Si es algo injusto o somos testigos de un abuso, es perfectamente normal indignarse, al menos en cierta medida.

Pero si es algo más subjetivo, como la forma de comportarse de tu pareja, o los múltiples mensajes de alguien que necesita tu ayuda, o como un coche se mete en tu carril sin suponer un gran riesgo para tu seguridad, y aun así te enfadas o maldices, gritas o te quedas con malestar en tu interior, hay algo dentro de ti que puedes mejorar hoy para tu futuro bienestar.

Sólo cuando nos damos cuenta de los efectos negativos de ciertos comportamientos inconscientes en nuestra vida y en la vida de los que nos rodean, nos empezamos a plantear ciertas preguntas. Puedes responder aquí mismo como ejercicio si así lo deseas.

Ejercicio:

Si hago sufrir a otros o a mí mismo con mi reacción ¿no será mejor que intente no reaccionar así?

¿Estaré equivocado al reaccionar así? ¿Por qué reacciono así?

¿Es por la impaciencia, porque lo quiero todo hecho a mi manera? ¿quizá por querer controlarlo todo?

Este tipo de preguntas pueden ser muy útiles si realmente lo que deseamos es eliminar un comportamiento automático negativo. De esa forma, cada vez que perdamos los nervios o nos llame la tristeza, podemos mirar hacia dentro para encontrar la raíz del problema.

Porque, según mi opinión, cuando algo "te molesta", no es ese algo el motivo de tu enfado, eres tú el que se molesta a causa de tu percepción de la situación. Entonces, para solucionar el problema, lo que debe cambiar eres tú, no el supuesto problema.

No sabes cuántas batallas innecesarias puedes evitar así, notando que esa reacción impulsiva está a punto de salir de ti. Entonces no lo permites, analizas tus sentimientos o pensamientos y te das cuenta de que el problema no es el problema, sino como ves el problema tú.

Y créeme, todos tenemos algún detalle interno que debería ser tratado, todos somos raros a los ojos de otros que no estén familiarizados con ese tipo de rareza.

La normalidad no existe. Al menos, a mí me suena a leyenda. Creo que el verdadero problema es querer ser normal o fingir serlo, cuando en realidad en tu interior sabes que estás negando tu verdadera esencia.

Sé raro. Auténtico. Habla sin filtro. Sin dañar ni atacar, pero sin filtro. Salta. Grita de alegría. Corre. Da sin esperar recibir. Come algo sabroso. Ríe a carcajadas. Llama a quien llevas tiempo sin ver y dile que le echas de menos. Pide perdón, da las gracias, di te quiero más a menudo. Y agradece una y otra vez la maravillosa fortuna de estar vivo hermano.

Pero volvamos al asunto que estábamos tratando. Queremos mejorar algo de nosotros, algo que no nos hace ningún bien, ni a nosotros ni a quienes nos rodean. Si ya has detectado ese comportamiento, reacción o impulso inconsciente, ya has dado un gran paso. Sólo los seres valientes son capaces de enfrentarse a su propia persona y a sus defectos para construir una mejor versión de sí mismos. Poner en duda tu estructura mental, con la que llevas toda tu vida funcionando, es todo un reto. Pero créeme, de aquí sólo pueden salir cosas buenas. Fuera de la zona de confort, en la zona de la incomodidad positiva, es donde ocurre la verdadera magia. Es donde alcanzarás tu mayor desarrollo, donde fluirás libre y ligero, donde te encontrarás.

Es curioso que haya que estar incómodos para sentirse realmente cómodos, pero no creo que nos resulte tan extraño o nuevo el concepto. Por ejemplo, después de hacer un duro entrenamiento, o de terminar un largo proyecto de meses, o de conseguir dejar de fumar tras llevar años intentándolo, nos sentimos plenos. Es un momento de realización en el que estamos totalmente conscientes y en el presente, viviendo en el ahora con todas nuestras fuerzas. Hemos conseguido algo grandioso y después de un esfuerzo y un sacrificio considerables. Y qué bien se siente ¿verdad? Qué satisfacción, qué felicidad, qué cómodo se siente uno después de haber logrado lo que costó tanto conseguir. Logramos un gran objetivo después de estar "incómodos" un gran tiempo, pero mereció la pena esa "incomodidad" pasajera a cambio de un gran avance en nuestra vida. Y todo gracias a estar aquí, presente, concentrado, enfocado en el ahora. Pequeño paso a pequeño paso, consiguiendo grandes cosas. Valoremos y entendamos el verdadero poder de ser más consciente en nuestra vida y estar positivamente "incómodos".

Ejercicio:

Analiza qué parte de ti, comportamiento o reacción, es impulsiva o inconsciente y te afecta de forma negativa a ti o a quienes te rodean.

Cuando notes que has dicho algo que no querrías haber dicho, detente. Estúdiate. Respira lento y profundo dos veces. Responde a estas preguntas aquí mismo en un papel:

¿Por qué he dicho o hecho eso?

¿Qué pretendía conseguir diciendo o haciendo eso?

¿Y lo conseguí? Entonces ¿mereció la pena reaccionar así?

Si has respondido con sinceridad, verás lo ocurrido desde otro punto de vista. Observa el supuesto motivo por el que tú decides reaccionar así. ¿Es real? ¿o sólo tu forma de verlo es lo que te empuja a reaccionar así? Si miramos en nuestro interior cuando algo nos siente mal, podremos comprender que, la mayoría de las veces, el problema no estaba en el exterior sino en nuestra forma de ver el exterior.

No te enfades contigo mismo. Acéptate, cuídate, di en voz alta lo que te gustaría oír para acelerar tu curación e impulsar tu motivación. Reaccionaste según el nivel de consciencia que tenías en ese momento y eso es todo.

La consciencia es la forma de agarrar la vida de frente y hacerla tuya. Si eres consciente, tú dibujas tu vida, si vives inconscientemente, tu vida te dibujará a ti.

"Hasta que el inconsciente no se haga consciente, el subconsciente dirigirá tu vida, y tú lo llamarás destino"

Carl Gustav Jung

Primero hay que ser consciente de que hay algo dentro de nosotros que se puede mejorar. Un defecto, una actitud o algo que no aporta nada positivo a nuestra vida. Desde ese momento, ese comportamiento o reacción lo aislamos de nosotros y somos capaces de ver lo que está ocurriendo. El proceso aún no habrá concluido, pero desde luego habremos conseguido que empiece. De esa forma, haremos una especie de marca mental para que, las próximas veces que esa reacción aparezca, seamos capaces de darnos cuenta. Gracias a eso, conseguiremos que esa actitud, comportamiento o sensación, no se desarrolle más de lo necesario. Porque, según ocurra, seremos capaces de darnos cuenta de que ese comportamiento no nos pertenece y podremos volver a una actitud mental positiva o neutra.

Y así, poco a poco, con el paso del tiempo, esa reacción se irá limitando hasta llegar a un punto de no suceder, ya que, de forma consciente, hemos estado programando positivamente el inconsciente, haciéndole entender que esa reacción no nos gusta, porque no nos lleva a ningún sitio y no nos sirve para nada. Llegará un día en el que observemos que nuestra reacción automática a ciertos sucesos no es la misma que la de meses o años atrás.

Es un proceso que conlleva constancia, consciencia y paciencia, pero realmente merece la pena el esfuerzo y cambiará nuestra vida para mejor.

EL PLACER POR EL PLACER

¡Qué rica está la comida! ¡Y cómo nos gustan los postres! O qué bien sienta la cervecita en una terraza en pleno verano, cómo disfrutamos del buen sexo, o de fumar, comprar, ganar y gastar dinero.

La mayoría de estas cosas o actividades no son negativas para nada, de hecho, darse el "lujo" de tomar unas cervezas charlando con amigos, o irse de compras para sentirte guapo de cuando en cuando, es recomendable y hasta saludable.

Nadie te va a cuidar tan bien como tú mismo. Mimarse y darse esos momentos para ti está genial, prácticamente es una necesidad y una recompensa por nuestro trabajo o por simple disfrute. Porque no estamos en esta vida sólo para trabajar y trabajar, pagar facturas y pensar en nuestras preocupaciones y responsabilidades. De vez en cuando hay que parar el tren, bajarnos y tomar aire fresco y sentir el calor del sol en la cara. Pensar menos y sentir más. Pero el asunto no es ese.

Cuando hablo del placer por el placer, me estoy refiriendo a basar tu felicidad exclusivamente en conseguir placer. Es decir, creer que eres feliz por gastar en compras o lujos innecesarios, o por ganar más dinero, por tener más sexo, por sentirte superior a alguien... Ese es el verdadero error, es más, es una auténtica condena.

Porque llegará el momento en el que lo hayas hecho todo, o casi todo, y te sentirás vacío, insatisfecho, deprimido, irascible, y la pagarás contigo mismo o con tus seres queridos, e intentarás ahogar tus penas en el alcohol, comiendo en exceso, en las drogas, el sexo, etc... Y así vuelta a empezar.

"La búsqueda del placer conduce al dolor"

Heródoto

Tengo un amigo que es millonario. Y él, por suerte, es una persona positiva, feliz y agradecida. Pero me cuenta que muchos de sus amigos, millonarios también, o son adictos a la cocaína, o al sexo, al alcohol o a la prostitución, o están solos y depresivos.

Esto es debido a que han confundido placer con felicidad. Es así de sencillo, pero quizá complejo de entender. Intentaré explicarme con más claridad: el placer viene del exterior, es un estímulo externo que nos da una agradable sensación de bienestar, una fuente de hormonas que inundan nuestro organismo y lo revolucionan. Ya sea por comida poco saludable, pero con potenciadores de sabor, azúcar procesado y otros aditivos artificiales, o por dinero, drogas, poder o sexo. El placer es algo que no dura. Llega, nos estimula, y al rato ya no existe, sólo un leve recuerdo de lo bueno que fue aquello. Y rápidamente necesitaremos otra nueva dosis para satisfacer nuestra sed. Es el cuento de nunca acabar.

"El dinero es un número, y los números nunca terminan. Si necesitas dinero para ser feliz, tu búsqueda por la felicidad nunca terminará"

Bob Marley

Sin embargo, la felicidad es algo que viene del interior. Es una actitud, una forma de vivir. Es el trayecto, no el destino. Fuera puede estar diluviando, y dentro podemos sentir un día soleado y cálido. No necesitamos nada concreto para sentir felicidad, es tu forma de ver las cosas la que te hará sentir feliz. No hay que esperar a que pase la tormenta, hay que aprender a bailar bajo la lluvia.

Dicen que la gente feliz es agradecida, pero yo no lo veo así. Creo que es la gente agradecida la que es feliz. Porque si valoramos lo que tenemos, sentimos y somos, todo a nuestro alrededor brillará con otro color. Un día de lluvia se verá bonito porque estaremos en casa calientes o en buena compañía; o cuando nos cambien el horario de trabajo, nos enfocaremos en qué podemos hacer al tener otro turno diferente, como por ejemplo esa tarea pendiente que queríamos cumplir; o si tenemos que trabajar más, podemos pensar que ganaremos más dinero si trabajamos más horas y en qué podemos invertirlo, etc.

"La mitad de la belleza depende del paisaje; la otra mitad, del hombre que lo mira"

Lin Yutang

Como hablamos en el capítulo *"La gratitud es el motor de la felicidad"*, si somos conscientes de cuán privilegiados somos y de cuánta abundancia nos rodea, sentiremos una inmensa alegría de forma natural.

Precisamente a esto me refería al contarte que el placer es externo y la felicidad interna. Cuando tenemos presente lo afortunados que somos, cuando valoramos nuestra salud, nuestra vida, nuestras relaciones de amistad o familiares, cuando apreciamos el amor de nuestra pareja o de nuestra mascota, disfrutamos un día soleado o lluvioso, agradecemos tener un techo bajo el que refugiarnos, tener un plato en la mesa, un trabajo, buenas charlas o compañías y un largo etc, entonces no necesitaremos de un estímulo externo para sentir felicidad. La paz interna y la gratitud que sentiremos será tan intensa, que elevará nuestra energía a otro nivel, y nuestra percepción del mundo habrá cambiado. Miraremos el mismo cielo con otros ojos. Andaremos por el mismo camino con diferentes pasos. El mundo será el mismo, pero nosotros habremos evolucionado. De repente, las preocupaciones serán menos preocupantes, los problemas menos serios, los enfados irán suavizándose hasta dejar de existir, y la sonrisa será nuestro nuevo idioma.

"Si no cambias, todo se repite"

Anónimo

La felicidad será nuestro estado natural y casi automático, porque habremos comprendido que el secreto no es tener sino ser. Al fin y al cabo, se trata de ser felices y hacer felices a quiénes nos rodean, y aún en esos momentos en los que parece que no te va bien y tienes una mala racha, cuando se te juntan varios problemas o preocupaciones, aun entonces, seguro que hay mucho por lo que estar agradecido.

Ejercicio:

Es simple, propongo que escribamos en un papel todo aquello que sabemos que no nos hace ningún bien, a nivel de salud, emocional o mentalmente, pero que, sin embargo, le seguimos dando un lugar en nuestra vida. Sácalo de ti, exterior ízalo e intenta verlo de una forma aislada o más objetiva.

"Si sabes lo que tienes que hacer y no lo haces, estás peor que antes"

Confucio

Vamos a responder a estas preguntas de forma sincera:

¿Qué es lo que me aporta ese mal hábito o exceso?

¿Eso me hace más feliz o mejor persona, o sólo me da placer?

¿Qué pasaría si dejara de hacerlo?

¿De qué otra forma, menos dañina y más natural, puedo conseguir esa misma sensación que me aporta, o incluso una mejor, más saludable y duradera?

¿Por qué no elijo esa opción entonces?

No estoy aquí para juzgarte. Yo he pasado por este camino, y es mi intención mostrarte los pasos que seguí y que a mí me funcionaron para dejar de ser esclavo de la mente, de los malos impulsos y de la inconsciencia que a casi todos nos gobierna en gran medida.

Nadie más que tú va a leer tus respuestas, así que trata de ser lo más sincero posible, así podrás detectar cuanto antes la raíz del "problema" que no es tal cosa, sino más bien un suceso de la vida producido por la distracción o inconsciencia.

También puedes compartir esta información con tu pareja o seres queridos, y quizá te ayuden a buscar evidencias concretas para hacer el proceso más sencillo y agradable.

De vez en cuando es muy importante liberarnos de esa carga que asumimos que debemos llevar nosotros solos, y de expresar a nuestra gente cercana cómo nos sentimos. De esta forma, exteriorizamos el "problema" y todo se relativiza y pierde importancia en cierta medida.

Deja a un lado la vergüenza, el orgullo o el miedo, y saca eso que tienes en tu interior y te está bloqueando.

Vaciar la mochila de piedras es algo muy saludable que a todos nos puede sentar de cine. Así también, serás consciente de que quizá no deberías haber acumulado tantas y, más adelante, puede que te lo pienses dos veces antes de acumularlas de nuevo.

ELIGE TUS BATALLAS

Hay muchas formas de que haya un malentendido, las posibilidades son muchas: a lo mejor no pude expresarme como quería, elegí mal mis palabras o el tono, o quizá el momento, las miradas o la expresión corporal. También si este mensaje llega por teléfono, email, mensaje de móvil, etc. Es decir, si lo leen, sólo se imaginan cómo lo dije y lo interpretan a su manera.

Quizá la otra persona tuvo un mal día y se sentía mal y no tenía la paciencia en ese momento para detenerse a pensar si las palabras significaban una cosa u otra. Y debido a la forma en la que esté estructurada su mente y a su aprendizaje cuando creció, también le ayudará a interpretarlo de una forma u otra.

Entonces tener un malentendido o discusión por supuestas diferencias, es más fácil de lo que parece, ¿verdad? Así que ¿para qué querer tener razón? Puede que las dos personas la tengan o ¡ninguna! Es muy relativo y subjetivo, ya que cada uno interpretó las palabras a su manera y quizá, sin mala intención por ninguna de las dos partes, se llegó a un malentendido de lo más tonto.

Hay diversas formas para saber elegir nuestras "batallas" o, mejor dicho, para evitar duelos de ego que no llevan a ningún sitio y, en este caso como en muchos otros, me baso totalmente en la sabiduría budista:

- No te sientas ofendido:

Cuando alguna expresión o actitud de alguien te molesta o te sientes ofendido, no son sus palabras las que te ofenden, eres tú el que "decide" consciente o inconscientemente sentirse ofendido o enfadarse. Nada te ofende, tú te ofendes. Porque no estás de acuerdo, porque choca con tus ideales, porque no es como lo harías tú, como quieras verlo.

No opongas resistencia, no dejes que el pensamiento te lleve a una reacción innecesaria y posiblemente injustificada. Acéptalo y pregúntate si realmente es como tú lo ves o quizá, en una remota posibilidad, podría ser de otra forma y, aun así ¡sería totalmente correcto!

Evidentemente, hay que actuar siempre que se pueda para evitar las injusticias y abusos, pero no lo hagas personal, cuida y cultiva tu paz interior.

Porque si te ofendes, estás consolidando y reforzando esa mala energía en ti y asegurando que perdure más en el tiempo.

- Libérate de la necesidad de ganar:

"Todo el mundo habla de paz, pero nadie educa para la paz. La gente educa para la competencia, y la competencia es el principio de cualquier guerra"

Lipnisky

Lo que para unos es "perder", para otros es aprender. Lo que para unos es "ganar", para otros es disfrutar. Querer ganar es una manera que tiene el ego de sentirse fuerte, y no debes permitir que eso te afecte o te cambie, porque si no, te convertirás en alguien frío y apático, que sólo busca victorias y títulos para inflar su pecho y presumir de una identidad bellamente adornada, pero que está vacío por dentro.

Todos hemos ganado alguna vez y todos hemos perdido muchas más ¿y? ¿Eso te cambia? De hecho, quizá es hasta más útil perder que ganar, porque al menos perder, te deja un hermoso aprendizaje del que puedes nutrirte, si reconoces que puedes aprender algo, si estás dispuesto a ello y eres humilde. Pero ganar, sólo le da de comer al ego, sólo te separa de los otros. Y el que ganó hoy, puede que mañana pierda ¿entonces qué? ¿Estará triste, se sentirá frustrado y poca cosa? ¡No tiene ningún sentido! Tú no eres lo que tienes, eres lo que haces, lo que sientes y haces sentir. Perder o ganar no te define, simplemente intenta observar sin ser juez, disfrutar sin querer superar a nadie más que a tu versión de ayer.

- Libérate de la necesidad de tener razón:

La mayoría de las veces que escuchamos a alguien, estamos preparando nuestra respuesta, estamos cargando munición para soltar nuestras razones o motivos que demuestren que nuestro argumento es el válido y el adecuado. Es nuestra forma de defender nuestra presunta identidad y de querer diferenciarnos de otros. Pero ya somos diferentes. Y también iguales. Somos igualmente diferentes.

Pero queremos tener razón. Queremos demostrar que nosotros sabemos más y mejor. ¡Pero qué absurda es esa interminable pelea! De nuevo recuerdo que todos somos maestros de casi nada y aprendices de todo. Todos sabemos algo de ciertos temas y ¡casi nada de todos los demás!

"Cuando hablas, sólo repites lo que ya sabes. Pero si escuchas, puedes aprender cosas nuevas"

Dalai Lama

Al escuchar sin pensar en responder, mejor dicho, al escuchar sin pensar, sólo sintiendo las palabras que la otra persona emite, su actitud y conocimiento, estamos permitiendo que nos aporte, que parte de la sabiduría de sus experiencias entre en nosotros y nos enriquezca. Esa es la belleza de la vida, la diversidad. Y en la riqueza de la diferencia está la evolución.

De repente, al abandonar las creencias limitantes del ego, y al asumir que quizá existen más verdades aparte de la mía, me libero. Crezco. Permito que una nueva corriente de ideas forme parte de mi vida y la haga más rica y exuberante. No te cierres al flujo de conocimientos que circula por el planeta más allá de tu mente y permítete, de vez en cuando, dudar hasta de ti mismo, para permitir a otras realidades ser y conectar contigo.

- **Libérate de la necesidad de sentirte superior:**

Tenemos la costumbre o, mejor dicho, la adicción, de sentirnos por encima de los demás. Por eso quizá tanta crítica sin utilidad, tanta envidia o desprecio por aquellos que tienen más o que tienen menos, que son diferentes o que se parecen a nosotros. Da igual, el caso es sentirnos poderosos. Al despreciar a los demás, no tengo que enfrentarme a mis miedos, defectos e inseguridades que me hacen tener que buscar mi fortaleza en malas palabras y formas, en coches y trajes caros, en joyas y otros vicios vacíos.

Del mismo sitio somos y en el mismo sitio nos veremos.

Sólo debes ser mejor que lo que eras tú ayer, tienes que ser una mejor versión de ti, esa es la única persona contra la que debes competir y a la que debes querer superar. Punto.

- **Libérate de la necesidad de tener más:**

Tener, tener, tener. Satisfacer nuestras ansias, nuestro ego de sentirnos por encima de los demás o parte del grupo. Hay formas más saludables de sentirse integrado que tener lo mismo que todos. Si quieres dinero, siempre querrás más, si eres de "amores" vacíos de una noche, nunca te bastará, si estás obsesionado con vicios y placeres, finalmente te acabarás consumiendo y perdiendo tu sentido y razón de ser por el camino.

Si alcanzas una meta, estarás pensando en la siguiente, y perderás tu tiempo de vida, de amor y aprendizaje, pensando en el siguiente título o trofeo que poner en tu vitrina.

La felicidad es un trayecto, no un destino. Es ser, no tener.

Hay más fundamentos budistas interesantes, pero éstos son los que conoceremos hoy.

Resumiendo, si aprendemos a no sentirnos ofendidos, si olvidamos nuestra falsa necesidad de tener razón, ganar o sentirnos superiores, y si aceptamos que tener más no nos hará felices si somos incapaces de valorar lo que ya tenemos, entonces seremos LIBRES. Libres de la influencia de nuestro ego, de los impulsos inconscientes que nada bueno nos aportan, y libres para saber elegir correctamente nuestras batallas.

Disfruta y utiliza sabiamente estos nuevos superpoderes para crear y mantener tu paz interna.

"Sé el cambio que quieres ver en el mundo"

Mahatma Gandhi

Anota aquí los conceptos que más te han llamado
la atención hasta ahora:

_____

_____

_____

_____

_____

_____

¿Cómo piensas aplicar estos conceptos a tu vida?

_____

_____

_____

_____

_____

_____

Después de escribir estas líneas, léelas en voz alta
para empezar a interiorizar

VIBRACIÓN ALTA

"Si quieres descubrir los secretos del universo, piensa en términos de energía, frecuencia y vibración"

Nicola Tesla

Según los principios básicos de la física cuántica, estamos en continuo intercambio de energía con lo que nos rodea. Por lo tanto, será mejor que nos aseguremos de que, lo que nos rodea, sea bueno y positivo, para que la energía que nos llegue sea enriquecedora y útil, y también para que no nos quedemos sin energía para usar en nuestro propio desarrollo y evolución.

¡Cuántas veces has acabado de hablar con un buen amigo y te sientes genial, rebosante de positividad, gratitud y vitalidad! No es casualidad. Más bien es causalidad. O recuerda esas otras veces en las que has acabado de hablar con alguien negativo, que siempre critica a los demás, que envidia, insulta y desprecia cada vez que tiene posibilidad y, cuando te das cuenta, estás cansado, bajo de ánimos y sin ganas de hacer nada. Creo que todos hemos pasado por eso, la cuestión es si nos damos cuenta de lo que está ocurriendo.

Hay gente que da y hay gente que quita, hay personas con las que compartes energía y te dejan vacío, seco, marchito. En cambio, hay otras personas que te renuevan, te fortalecen, te motivan. Somos energía y eso es indiscutible, pero a veces hay que observar estos detalles para entender el concepto, el poder y la influencia que esto puede tener en nuestras vidas.

Si somos energía, y la energía es vibración a una determinada frecuencia, entonces podríamos decir que somos energía en alta o baja vibración dependiendo del momento. Cada sentimiento corresponde a una vibración diferente, los buenos son frecuencias altas y los malos, bajas.

Hay muchos factores que pueden afectar nuestra vibración:

Entorno: puede que a tu alrededor haya más cosas que te afectan de lo que podrías imaginar. El hecho de tener tu casa o tu lugar de trabajo ordenado y limpio no es sólo para encontrar las cosas más rápido, sino para dar calma y paz a tu mente y a tu alma, y para no recibir una energía caótica de tu ambiente.

Música: la música es vibración y energía al igual que nosotros y, al escucharla, puede subir o bajar nuestra frecuencia de inmediato. Procura escuchar música positiva, alegre, o de 432 Hz cuando medites o trabajes para sintonizarte en la frecuencia correcta.

Estímulos visuales: aquella información que entra a través de nuestra retina por el nervio ocular hasta el cerebro, va sedimentándose en nuestro subconsciente, sembrando una semilla que, a veces, no da los frutos dulces que podíamos esperar. Al ver películas de violencia, desgracia, o informativos que te regalan miedo y desconfianza, o publicidad que motiva tu consumismo e insatisfacción por tu pareja, casa, coche o físico actual, estamos recibiendo señales que se quedan en la parte inconsciente de nuestra mente y nos indican que podíamos tener más y mejor, que lo que tenemos y nos rodea no es lo último, lo más bonito, lo más caro, lo más joven. Parece inocente, pero tras años y años de recibir esa información contradictoria, la mente puede jugarnos malas pasadas y quizá sea difícil detectar cuál es la raíz de tu insatisfacción, sobre todo si la causa ha sido catalogada como normal, ya que es algo que absorbemos a diario.

Compañía: dicen que somos el resultado promedio de las personas que nos rodean. Entonces ¡rodeémonos de buenas personas! Tenemos ya una edad para elegir nuestras compañías, así que seleccionemos bien. Gente positiva, alegre, agradecida, ayudará a que nos sintamos bien y a que atraigamos cosas buenas a nuestro mundo. En cambio, gente negativa, que vive en una constante queja y crítica y se victimiza constantemente, puede que no nos ayude a atraer más que cosas malas a nuestra vida. Elige sabiamente.

Palabras: nunca deberíamos menospreciar el inmenso poder de la palabra. Nuestras palabras pueden levantar o hundir a otros, al igual que nosotros podemos alegrarnos, entristecernos o enfadarnos por algo que nos digan. Las palabras llevan una poderosa carga de identidad e intención que puede mover montañas, y pone a cada una de las células de nuestro cuerpo a trabajar en esa energía recibida. Por eso, muchas veces nos sentimos mal sólo con imaginar algo que ni siquiera ha sucedido, porque la palabra y la mente tienen un poder impresionante y determinante en nuestras vidas. Es exactamente por este motivo por el que digo reiteradas veces, que las críticas destructivas y las quejas no sirven para nada porque, aunque esa persona o ese hecho merezcan ser criticados, algo de esas malas palabras nos salpicará y contaminará nuestra energía, reduciendo así nuestra vitalidad, positividad y eficacia.

"La ciencia moderna aún no ha producido un medicamento tranquilizador tan eficaz como lo son unas pocas palabras bondadosas"

Sigmund Freud

Pensamientos: por último y no por ello menos importante, los pensamientos. La raíz de todo. La materia prima para materializar nuestros sueños más agradables o nuestras pesadillas más tenebrosas.

En este libro tenemos diferentes capítulos que abordan de distintas maneras la importante labor de conseguir "cuidar" de nuestros pensamientos. *"Interpretación neutra"*, *"Consciencia del inconsciente"*, *"Positividad"*, *"Pensar menos, sentir más"*, son algunos de ellos.

Los pensamientos son impulsos eléctricos que se originan en nuestro cerebro de forma constante. Y, si todo el universo es energía, imagina qué sucede con ellos. Se mandan en forma de vibración con frecuencia al universo y después vuelven a ti en forma de hechos o de motivos para que sigas pensando así. Es algo así como un efecto espejo, o como arrojar una piedra a un lago. Las ondas que provoca la piedra (pensamiento) se expandirán omnidireccionalmente por sus 360 grados alrededor de ésta, siendo infinitesimalmente más pequeñas y llegando a ser imperceptibles para nosotros, pero siguen su curso. Y tarde o temprano, rebotarán y volverán a la fuente (nuestra mente o vida), materializadas en el idioma (alta o baja vibración) que se emitió.

Resumiendo, si piensas mal y prestas demasiada atención a esos pensamientos negativos con frecuencia, recibirás más motivos, hechos y sensaciones que te permitan seguir en esa mala vibración. Si, por el contrario, decides dejar que esos pensamientos malos pasen de largo y sólo prestas atención a los buenos, siendo consciente y esforzándote en vivir en el ahora con gratitud y amor, cosas buenas sucederán en tu vida para reforzar ese pensamiento. Suena algo teórico o loco, pero funciona realmente, doy fe y, además ¿qué pierdes por probarlo?

ORDEN

Sobre toda forma de existencia en la Tierra hay un orden. A veces desordenado, a veces sin sentido o caótico, pero hay un orden, al fin y al cabo. Todo debe seguir una forma precisa de funcionar y, si a veces se rompe ese equilibrio, se provoca un efecto dominó de consecuencias negativas. Pero nosotros los humanos, creemos vivir sin que ese orden nos afecte o domine. Nos sentimos dueños de todo y por encima de todo hasta que todo nos pasa por encima. No estamos a salvo de las reglas que rigen este universo. Recordemos, no estamos en el universo, SOMOS EL UNIVERSO. Estamos formados por la misma materia y sustancias de las estrellas. Si conseguimos cambiar nuestro ser, nuestra dinámica, actitud y acciones, cambiaremos inevitablemente nuestro entorno.

Pero nos olvidamos de nuestro poder creador. Vivimos en una locura continua de estímulos y distracciones, emociones y adicciones que nublan nuestros sentidos y nos apartan de nuestro infinito potencial. Somos creadores, somos creativos, somos todo o nada. Desde luego, estamos absolutamente unidos a nuestro entorno por energía y, la energía para materializar nuestros sueños en el mundo real, es el pensamiento. Y surge la mayoría de las veces de forma espontánea y creemos tener mucho que ver con lo que dice y, a veces, no es así. Debemos encontrar la manera de afectar positivamente nuestro subconsciente para que esos pensamientos automáticos e inconscientes sean más positivos, más calmados, más lógicos y productivos. De otra forma, nos quedaremos en un mero intento de desarrollar plenamente nuestro potencial y la misión o tarea que vinimos a cumplir aquí.

El orden es la forma de conseguir que algo funcione. Es el algoritmo, la fórmula, la receta de bizcocho de la abuela.

Busca tu orden y encontrarás tu equilibro y podrás demostrar todo tu talento y destreza en el tablero de juego.

Con orden no quiero decir tener bien colocada tu habitación, aunque también. Si según la energía cuántica, la energía fluye de nosotros y hacia nosotros y nos rodea, si hay muchos elementos fuera de sitio, impedirán el normal flujo de la energía y nuestra renovación de vitalidad y creatividad. Además, ver la habitación recogida relaja la mente al momento ¿o no? Aunque llevemos tiempo acostumbrados a ver algo desordenado, al verlo limpio y recogido, la sensación instantánea es de calma y descanso, queramos o no verlo. De nuevo, recuerdo que no son buenos los extremos: ni es malo de vez en cuando tener la habitación o la cocina desordenada, después de una comida con amigos o un día de trabajo, ni es sano estar todo el día obsesionado con la limpieza y sufrir al ver una miga de pan sobre el suelo y perder los nervios, eso lo sabemos los que tenemos mascotas. Simplemente y según mi punto de vista, tener la costumbre de ordenar o de no desordenar mucho, es algo muy sano y relajante, ya que nos da un espacio agradable donde descansar y renovar nuestras energías e ideas.

Igualmente, debería estar ordenada tu vida, tus hábitos o tareas, ya que es la mejor forma de conseguir lo que te propones y de estar al máximo de productividad durante el día, la semana, el mes...

Asuntos que tratar para ordenar tu vida

Hay ciertos temas que bloquean tu verdadero desarrollo y que muchos de nosotros tenemos grabados a fuego.

Quiero resaltar los siguientes:
El **miedo a lo nuevo**: el cambio puede dar una sensación de incomodidad o de rechazo, quizá por abandonar nuestro confort y "alejarnos" de aquello a lo que estamos acostumbrados, pero abandonar la zona de confort es, si no la

única, una de las maneras más efectivas de lograr tus objetivos y triunfar.

Pensar más de la cuenta: es algo que hablamos a lo largo de este libro y del anterior episodio de *"Guía para vivir mejor: Mente"*. Piensa menos, siente más, ese es uno de los grandes secretos para liberar tu verdadero potencial oculto.

Minusvalorarte: no pienses ni digas cosas negativas de ti, porque una parte de ti se las acaba creyendo y reduce tu energía, tu efectividad, positividad y posibilidades de éxito.

"No hables mal de ti mismo, porque el guerrero que está dentro de ti escuchará tus palabras y se debilitará por ellas"

Antiguo proverbio Samurai

Complacer a todo el mundo: si no quieres hacer algo, dilo; si no quieres ir a tomar algo ese día, dilo; si no puedes o no quieres por algún motivo hacer determinada cosa, no lo hagas. Ocúpate de sentirte bien y de cuidarte y después podrás cuidar a otros sin problemas.

Dejar para mañana lo que puedas hacer hoy: descansar y no hacer "nada" durante un día o un rato no sólo es sano, sino también muy recomendable. Pero si ya se convierte en nuestra costumbre, en nuestra forma de ser y se vuelve rutina, estaremos perdiendo un tiempo precioso que no podremos recuperar y que podríamos haber invertido en crear, estudiar, trabajar o conseguir.

Ejercicio:

Empieza haciendo un horario de actividades o planning para empezar a incorporar nuevos hábitos positivos a tu vida. Puedes empezar poco a poco, e ir sumando más a lo largo del mes, para no sentirte presionado o agobiado. Seguro que hay

---

algún deporte que quieres practicar, un libro que quieres leer, un plato que te gustaría aprender a preparar.

Ve rellenando tu horario y retándote a ti mismo a evolucionar y a disfrutar del cambio. Porque si hay algo que nunca cambia, es que todo está en constante cambio.

Consigue un cuaderno nuevo y dale vida. Escribe con letras bien grandes lo que deseas conseguir. Deja una página para ideas, borradores de conceptos o estrategias y presupuestos. Haz una lista de tareas por página y día. Sé concreto, pero ni te relajes ni te presiones en exceso si no logras conseguir lo que te propusiste. Si cumples la mayoría de las tareas de la lista diaria, en vez de castigarte pensando que no cumpliste con todas, siéntete orgulloso sabiendo que ya hiciste más que el día anterior sin lista, sin cuaderno y sin haber empezado a caminar.

Recuerdo que, si queremos añadir actividades diarias a nuestro horario, lo ideal es empezar poco a poco. Los mejores cambios son los que llegan progresivamente, ya que tienen más posibilidades de perdurar en el tiempo. Así no sentiremos ganas de abandonar.

Ve añadiendo tareas cada siete o quince días a tu horario. Si tu meta es practicar ejercicio, empieza por dos o tres días a la semana y ve añadiendo días cada una o dos semanas, para que tu cuerpo y tu mente lo soporten mejor y no tengas ganas de rendirte.

Pon en orden tu vida y podrás apreciar mejor los momentos de ocio, descanso y hasta el trabajo, y tu productividad se multiplicará y los resultados se harán visibles con rapidez y peso en tu día a día.

INCOMODIDAD POSITIVA

Este concepto se fue consolidando en mi mente tras comprender la importancia de romper tu zona de confort. O, lo que es lo mismo, dejar de esperar al momento perfecto para actuar, y actuar y hacer perfecto el momento.

Ya sabemos que somos seres de costumbres, que nos gusta llegar a casa, quitarnos las zapatillas, tomar algo, cenar, leer o ver una película, o lo que nos guste hacer. Nos sentimos cómodos y seguros en la rutina de la costumbre, es una forma de sentirnos a gusto y es algo que no tiene nada de negativo, al menos en su justo equilibrio.

Pero, sin embargo, si esa costumbre cómoda está evitando que trabajemos en nosotros, que arriesguemos en proyectos nuevos o hagamos nuevos contactos, o que realicemos actividades distintas para conseguir experiencias diferentes, entonces muy buena no puede ser.

Todo es bueno en su justa medida, pero abusar de la comodidad puede ser totalmente dañino, si lo que queremos es evolucionar como personas o emprendedores.

"Si piensas que la aventura es peligrosa, prueba la rutina. Es mortal"

Paulo Coelho

Esta frase nos hace ver una perspectiva diferente a la que estamos acostumbrados.

De nuevo recuerdo que, por supuesto, a todos nos encanta estar cómodos en casa o con alguna situación, tarea o negocio que ya hemos dominado. Pero el afán de querer mejorar o el deseo de llegar a nuestro límite y superarlo, es algo muy positivo y gratificante.

Hay que darse cuenta de que la mayor parte del conocimiento que obtenemos viene de la experiencia y, principalmente, ese conocimiento se consigue con la mala experiencia, porque es cuando más aprendemos.

Todo en la vida es disfrute o aprendizaje, así que ¿por qué no usar esta información a nuestro favor? ¡Intentemos fallar a menudo! Y no digo que fallemos a propósito, sino más bien que probemos nuevas ideas, que intentemos nuevos proyectos, que fallemos, que aprendamos, que evolucionemos.

"Si quieres tener éxito, duplica tu tasa de errores"

Thomas Watson

Gente de éxito habla de la importancia de los fallos, de los presuntos fracasos que con tanta negatividad criticamos. Pero no son tal cosa. Son oportunidades excelentes para aprender, mejorar y seguir intentando. Nadie o casi nadie lo logró a la primera vez, y el mero hecho de poderlo intentar de nuevo es todo un privilegio. Así que respiremos, pensemos qué podríamos mejorar en el siguiente disparo y ¡a por ello!

Como ejemplo gráfico, pensemos en el instante en el que queremos ir al gimnasio o a hacer ejercicio:

El día anterior nos automotivamos y convencemos de que es lo que queremos hacer, nos dormimos pensando en empezar el día o la semana al máximo, y cuando nos despertamos... Nos da pereza, nos duele algo o encontramos mil y una excusas convincentes para no hacerlo finalmente.

"Quien quiere hacer algo encuentra un medio, quien no quiere hacer nada encuentra una excusa"

Proverbio árabe

Parece que se convirtió en una obligación, en vez de en un deseo. Y eso le quita toda la gracia ¿verdad?

Nos cuesta enormemente dejar de hacer caso a la mente, y abandonar la seguridad del sofá o del confort para hacer algo que requiera un mínimo esfuerzo, aunque, al hacerlo, nos produzca una tremenda satisfacción y nos sintamos realizados y positivos. Pero, según mi opinión, es el hecho de hacer algo diferente o de dejar de estar cómodo, lo que nos produce rechazo.

Sin embargo, durante el ejercicio, cinco o diez minutos después de empezar, nos sentimos genial, nuestra mente está relajada y sin estrés, notamos la sangre bombeando por todo el cuerpo, llenándolo de energía y, al terminar, ¡somos unos campeones!

Ejercicio:

Piensa en qué labores sueles realizar a lo largo del día, pero con desgana o desmotivación. Vamos a cambiar esa percepción y esa actitud para que las hagas con motivación y buena energía. Imagina lo que podría pasar si hacemos así todo: con una actitud positiva, tu mundo cambia radicalmente.

Es muy importante reafirmar y convencernos de que hacemos esto por gusto, no por deber u obligación. Incluso podemos afirmarlo en voz alta varias veces antes de realizar la actividad.

Por ejemplo, recuerda decir en voz alta: quiero nadar, me gusta mucho, me sienta bien y después me siento realizado y orgulloso, además de mejorar mi salud y mi físico. Insiste: "quiero nadar", no "tengo que nadar". Repítelo a menudo para reafirmar ese sentimiento positivo de superación. Así, cada vez que nos asalte la pereza al pensar en realizar cierta actividad lejos del sofá o de la comodidad, recordaremos que es buena para nosotros, lo bien que nos sentimos mientras la hacemos y cómo, al terminar, nos sentimos orgullosos y satisfechos del esfuerzo invertido.

"Todos los días haz algo que te dé miedo"

Eleanor Roosevelt

No hablo de saltar en paracaídas desde un avión. O sí. Hablo de arriesgar, de aceptar esa inseguridad e incertidumbre que nos produce hacer algo nuevo o desconocido. Hablo de probar, de cambiar, de caminar por otro sendero. Quizá "fallemos", porque somos nuevos en ese hábitat, o no, quizá así encontremos algo diferente que nos abra la mente y nos dé lo que tanto tiempo hemos estado buscando y más necesitábamos.

"Si buscas resultados distintos, no hagas siempre lo mismo"

Albert Einstein

Encuentra tu ritmo y verás que crear una mejor versión de ti no sólo no da miedo, sino que es una de las cosas más apasionantes y gratificantes que hay en la vida.

Ser capaces de proponernos algo y conseguirlo, es materializar nuestros pensamientos en la vida real. Es hacer tangible lo intangible. Es magia. Y la vida es pura magia.

AYUDA A ALGUIEN HOY

"Los ríos no beben su propia agua, los árboles no comen sus propios frutos. El sol no brilla para sí mismo y las flores no esparcen su fragancia para sí mismas. Vivir para los demás es una regla de la naturaleza.

La vida es buena cuando tú estás feliz, pero la vida es mucho mejor cuando los demás son felices por causa tuya. Nuestra naturaleza es el servicio. Quien no vive para servir, no sirve para vivir."

Jorge Bergoglio

Una vez escuché la frase *"Si todos ayudáramos a nuestro vecino, nadie necesitaría ayuda"*. Me parece que dice mucho de lo que podríamos llegar a conseguir si fuéramos más empáticos y sensibles, y si aprendiéramos a trabajar más de forma colectiva que individual.

Nos enseñaron, ya desde pequeños, a competir con los demás, a sacar mejor nota, a ganar en los deportes, a tener mejores juguetes, etc. Pasamos toda la vida poniéndonos etiquetas que creemos que definen nuestra identidad, pero, según mi opinión, nos separan del resto de personas que nos rodean. Evidentemente, existe la sana competición, pero, si alguna vez no se practica, es porque nos centramos más en lo que nos separa que en lo que nos une. Si alguien es de un equipo de fútbol, de una ideología política concreta, de una religión, clase social específica, de un género, de un país ¿acaso eso lo hace mejor que alguien que no "es" como esa persona? No, en absoluto. Simplemente lo hace diferente. Y eso es bueno. Observemos la naturaleza, rebosante de color y variedad, diferencia y vida. Eso es en parte lo que la hace bella, su variada riqueza y diversa abundancia. Evidentemente es bueno ser diferente, es más, diría que reconocer las diferencias y rarezas de cada uno de nosotros y aceptarlas, es esencial y nos hace libres y fuertes.

Pero si resaltamos nuestras diferencias cuando nos comparamos con otras personas, estamos construyendo barreras invisibles que nos separan de ellas, y así consolidamos nuestra diferencia como algo negativo y cerramos la puerta a nuestra evolución, en lugar de ser conscientes de la maravillosa oportunidad que tenemos de aprender.

Si sólo nos juntamos con personas "iguales" a nosotros, poco podremos aprender. Si nos juntamos con aquellos de diferente edad, ideología, cultura, religión, país, género, será una oportunidad increíble de expandir nuestra visión y de aprender cosas nuevas.

Creo que ese es el principal problema por el cual, de forma habitual y automática, no solemos ser más abiertos con los demás: por el rechazo inconsciente a lo diferente, a lo desconocido y por nuestro intenso "amor" a la comodidad. Y no hace falta irse muy lejos para verlo, ni encontrar un caso de diferencias entre países, religiones o culturas. En un mismo país, los de la capital tratan diferente a los de las afueras, o los de las afueras tratan diferente a los de la capital, o los de un pueblo se enfrentan con el pueblo de al lado y se rechazan. Es una lástima, pero sucede hoy en día en pleno siglo XXI, y todo por miedo a lo desconocido, a no tener el control de la situación, a cambiar nuestras costumbres o ideales. De esa forma, se impide la entrada de nuevos conocimientos, se impide el progreso, se impide la evolución.

No dejes que la mente te diga qué debes hacer, no la escuches si lo que tiene que darte es desconfianza o miedo. Sigue tu corazón y tu instinto natural, aquel que hemos ignorado durante tanto tiempo pero que sigue ahí y te empuja a hacer cosas nuevas, a arriesgar y a aprender siempre.

"Nuestro principal propósito en esta vida es ayudar a otros. Y si no puedes ayudarles, al menos no les hagas daño"

Dalai Lama

Es así de simple. Ayuda sin pensar, de forma natural. Y si al principio hay que hacer un esfuerzo porque no nos sale de forma natural, forcemos la máquina entonces. Todo por una buena causa. Quizá para ti no suponga una gran diferencia, pero para esa persona podría significar mucho. Ya has mejorado su día o su travesía, y todo con un simple gesto.

Y cambiando tú, ayudas a que el mundo cambie a mejor. Son pequeños detalles los que hacen que la vida valga la pena. Lo pequeño, sumado a otros "pequeños" actos, puede hacer cosas inmensas.

No hay buena obra pequeña, ni buena acción sin recompensa. En mayor o menor medida, toda esa buena energía e intención que tú diste volverá a ti de una u otra forma, es inevitable. Y así, el ciclo de la humanidad, de la empatía y del compañerismo, seguirá su curso y nunca se perderá. Contagiemos a los demás de lo bueno, permitamos que todo a nuestro alrededor sea amabilidad y buenas intenciones. Así creamos nuestro propio mundo, nuestras propias reglas.

No permitas que la tormenta te haga olvidar el sol. Y sé también el sol para alguien hoy. Sé aquel que marque la diferencia, sé quién sorprenda y les haga dudar de la injusticia del mundo real, sé esa persona que restaure la fe en la humanidad en estos días que corren. Vamos a sembrar un poco de fantasía, alegría, afecto y buenas maneras sobre el terreno por donde camina nuestra familia humana, y "sin motivo" aparente, sin razón o festividad, sin temor al castigo divino por no obrar debidamente. Vamos a hacerlo porque es lo correcto, porque tratar bien a los demás desencadena cosas buenas, porque es una necesidad imperiosa ayudar a nuestros iguales, y con iguales quiero decir diferentes, y con diferentes quiero decir iguales. Ayudemos a cada una de las personas que se crucen en nuestro camino, siempre que veamos que podamos ayudar o mejorar su vida con una simple sonrisa, con unas palabras amables, con un sincero interés, con un detalle. Ninguna muestra de afecto cae en saco roto, es una semilla que hará crecer el árbol de la humanidad y sólo dará frutos de comprensión, respeto, compañerismo y amor.

Ejercicio:

Permanece atento a tu día a día, hay alguna persona en tu entorno que puede mejorar su día gracias a la ayuda que tú le puedas dar, gracias a regalarle una sonrisa, ayudarle a empujar el coche o sujetarle la puerta. No pierdas una oportunidad de abandonar momentáneamente tu confort y ayudar a alguien hoy. Le alegrarás el día a esa persona y tú habrás dado un paso más hacia la comprensión de que todos somos iguales y merecemos amor, respeto y oportunidades del mismo modo. Ataca con tu sonrisa a todo aquel que sientas que más la merezca, y a quien no, también. Deslumbra con tu amabilidad a cada persona que te encuentres.

Al final, sin darte cuenta, al enfocarte en los demás y en su bienestar, habrás olvidado tus problemas, malestares y preocupaciones diarias. Y eso, no tiene precio.

MENOS, ES MÁS

Desde pequeños ya bombardean nuestro cerebro con anuncios de coches, de gente guapa, colonias, gente guapa otra vez, más coches, etc. Son un estímulo visual que, cómo hablábamos en el capítulo "Vibración alta", se depositan poco a poco en nuestro subconsciente modificando su naturaleza y dándonos hambre por consumir, cambiar, comprar, tirar... y volver a comprar. No me malinterpretéis. Cambiar es bueno, sobre todo si uno no se siente a gusto siendo como es o estando donde está. Pero si lo tienes aparentemente "todo", habrá un momento en el que caigas en la rutina y en el aburrimiento, o en la desmotivación y dejes de apreciar y valorar todo lo bueno que te rodea. Entonces, sólo por las ganas de sentir de nuevo esa novedad y entusiasmo, puede que decidas tirar todo por la borda y abandonar lo que te costó tantos años construir. Rechazas lo que amas y lo que has tenido por tanto tiempo, por tener momentáneamente lo que "deseas" o, mejor dicho, lo que crees que deseas. Y todo, gracias al bombardeo constante de estímulos que incentivan tu insatisfacción y agitan tu descontento y ansiedad. A ese tipo de cambio me refería, aunque más que cambio, creo que se trata de involución.

También en el capítulo *"El placer por el placer"* hablamos de lo importante que es no basar nuestra "felicidad" en placeres pasajeros y superficiales, ya que siempre dependeremos de una fuente externa para volver a sentir ese "bienestar" momentáneo que da el placer.

De nuevo, quiero aclarar que el placer no es malo, si no basamos en él nuestra vida, si no lo hacemos un abuso y una obsesión. El sexo, el alcohol, el dinero, cada uno sabrá cómo manejarlos. Pero si aquello que en momentos concretos puede darnos alivio temporal, lo convertimos en nuestra única fuente de alivio, llegará un momento en que nos dé todo lo contrario.

Llegará un día en el que el "bienestar" sea solamente físico y nuestra mente esté vacía, desmotivada y triste.

Conozco casos de primera mano de personas que han nacido en una familia millonaria, y pasados los 30 están depresivos, alcohólicos, o con vicios peores.

Reflexionemos sobre estas palabras, porque para mí son un consejo muy importante:

"La felicidad no consiste en tener lo que quieres, sino en querer lo que tienes"

Confucio

La sobreestimulación y sobre todo la obsesión o el deseo de conseguir más y más posesiones materiales no lleva a ningún sitio. O, mejor dicho, no lleva a ningún sitio donde merezca la pena estar. Si queremos tener más y más, al final no valoramos nada. *"Y perderemos la luna, por ir contando estrellas"*.

No se trata de pensar que tenemos menos, sino de sentir que lo tenemos todo.

Aunque aún deseemos alguna cosa más o queramos cumplir más metas, debemos ser agradecidos constantemente para no olvidar de dónde venimos y la gran abundancia que nos rodea y de la que formamos parte a diario.

Siempre habrá alguien que tenga menos que nosotros y será feliz, siempre habrá alguien que tenga más y será desgraciado. Por eso debemos ser conscientes de lo afortunados que somos simplemente por estar aquí y ahora, leyendo este libro, en un momento privado, de calma y de búsqueda interior, investigando, evolucionando y comprendiendo más de este maravilloso y complejo mecanismo en el que nos ha tocado vivir, nuestro ser.

Si supiéramos todos los trucos perdería la gracia, si todo fuera fácil sería aburrido, si tuviéramos todos los tesoros del mundo, un "amor" diferente cada noche, todo el dinero, el sexo y los vicios que pudieras imaginar, nada valdría la pena. Nada merecería la pena el esfuerzo y el sacrificio, el tiempo y la voluntad que cuesta conseguirlo. Entonces ¿cómo podríamos valorarlo?

Hay un refrán que dice: *"Lo que viene rápido, rápido se va"*, o lo que es lo mismo, lo que llegó fácil, igual de fácil o más aún, se irá. Si no nos costó tiempo conseguirlo, si no le invertimos parte de nuestra energía y dedicación, si no fue "duro" y tuvimos que enfocarnos y ser conscientes, renunciar a tiempo de ocio para llegar a tenerlo, entonces no significará nada. En nuestra cabeza se fijará un marcador mental como diciendo *"bah, lo conseguí rápido y fácil, puedo tenerlo cuando quiera y, como éste, muchos más"*. Entonces piensas que, si no te sirve, podrás coger otro y otro sin pararte apenas a disfrutar de la experiencia, sin valorar nada.

Por esa razón y muchas otras, decidí hacer un capítulo que se llamara *"Menos es más"*. Aunque parezca un concepto sencillo que se resumiría en un par de líneas, muchas veces nos es difícil de asimilar.

"Menos es más" no significa pensar que tienes poco, significa sentir que lo que tienes es suficiente, significa agradecer lo que tienes y eres, ser consciente de cuánta belleza y amor nos rodea.

Por eso utilizo la palabra "pensar" cuando escribo "pensar que tienes poco", y por eso uso la palabra "sentir" cuando escribo "sentir que lo que tienes es suficiente", porque pensar no tiene por qué implicar consciencia por tu parte, todos pensamos a diario sin tener que formar parte de esa "acción", el pensamiento sucede la mayoría de las veces sin que nosotros tengamos que hacer nada.

Pero sentir, eso ya es otro asunto. La gran mayoría de las veces es una decisión, aunque no lo veamos así. Primero pienso, consciente o inconscientemente, luego siento y después llega una sensación. Requiere de más participación por nuestra parte.

Si surge un pensamiento de forma espontánea en nuestra mente y le prestamos atención un tiempo determinado, elegimos, sí, elegimos, sentirnos de una manera concreta y eso nos da una sensación, que puede ser buena o mala dependiendo del pensamiento y del poder de nuestra imaginación.

Ejercicio:

Fíjate en todo lo que te rodea ¿tienes casa? ¿familia? ¿trabajo? ¿amigos, pareja, comes cada día más de una vez? ¿tienes salud, tiempo libre, puedes practicar ejercicio, leer, ir a un restaurante nuevo? Entonces ya tienes mucho más que el 75% de la población.

Respira profundo y di en voz alta lentamente, mientras sientes el poder de las palabras de gratitud que estás leyendo:

Agradezco este momento y la experiencia que estoy recibiendo. Gracias.

Tengo casa, comida, salud, trabajo, amigos, amor. Me rodea la abundancia y soy muy afortunado, no necesito nada para ser feliz. Ya soy feliz. Vivo feliz.

Sonrío igual que respiro. Y doy todo de mí para que los que me rodean sean felices también.

Gracias mundo. Gracias aire. Gracias sol. Gracias vida.

Espero de corazón, que sientas el poder de estas palabras en tu ser. Recuerda que puedes repetir estas afirmaciones siempre que quieras, u otras que tú mismo inventes para reforzar algo en tu mente. El poder no está sólo en las palabras, sino en su mensaje y la intención con las que se leen.

Eres poderoso. Tienes en tu mente el poder de darle paz a tu alma de muchas maneras y una de ellas la has descubierto ahora. Nunca olvides tu poder.

Somos privilegiados. Como decía, el aburrimiento y la depresión son problemas del primer mundo, de Occidente. Sólo aquí, estamos tan distraídos con tanto estímulo externo que no somos capaces de pararnos a respirar lento y profundo unos minutos, a sentir nuestro cuerpo, a reducir el ritmo de la mente, a cultivar nuestra paz.

ABUNDANCIA

Hablar de la abundancia puede sonar a poseer grandes riquezas, vivir entre lujos y derrochar dinero. Pero también es un término espiritual para definir todo lo bueno que recibimos y nos rodea. Según mi opinión, ser conscientes de lo afortunados que somos nos hace ser agradecidos, sentir esa gratitud nos hace felices, y sentir felicidad es la llave de la abundancia.

Para alguien de ciudad, estar en medio de la naturaleza quizá le parezca aburrido, falto de la acción y del frenesí de la ciudad. Pero quizá para otra persona de la misma ciudad, del mismo barrio, incluso de la misma familia, estar en una montaña puede ser una experiencia totalmente increíble. Mismo lugar de nacimiento, casi mismo ADN y ¿qué es lo que cambia? Los ojos que admiran el paisaje, la perspectiva y la percepción.

Aquello en lo que enfocamos nuestra atención se expande en nuestra vida. Si nos fijamos en lo malo, el universo captará el mensaje de que nos gusta lo malo y más cosas malas aparecerán. En cambio, si miramos lo positivo y agradecemos todo cuanto somos y nos rodea, viviremos en la abundancia.

Si voy por el parque, puedo estar recordando el mal día que tuve en el trabajo, las pocas ganas que tengo de volver mañana, cuánto tiempo me queda aún para poder finalizar ese proyecto tan complicado... Y de repente quizá, pisemos un excremento de perro o nos den un buen susto al cruzar la calle, porque no estábamos atentos y no miramos a ambos lados de la carretera antes de pasar, o nos llamen y nos den una mala noticia. Parece hecho adrede. En serio, te ocurre una cosa mala y parece que detrás viene otra y otra y otra... Pero no es así, es nuestro filtro que sólo se enfoca en lo malo y se olvida de todo lo bueno que hay alrededor.

Quizá, si no hubiéramos estado tan distraídos con nuestros pensamientos mientras estábamos paseando por el parque, nos hubiéramos fijado en el fantástico día que hacía, o en esas flores tan curiosas que habían crecido a un lado del camino, o en esa niña pequeña que jugaba con su perro y se moría de risa cada vez que le traía la pelota de nuevo.

La vida es lo que tú quieres ver. Es una mezcla de sucesos espontáneos perfectamente estructurados sumados a tu actitud y forma de ver las cosas.

La actitud lo es todo dicen, y no se equivocan. El mismo acontecimiento que puede ser aburrido o desagradable para uno, puede ser una maravilla y un auténtico placer para otro. Sí, somos diferentes, pero si no soy capaz de observar, valorar y agradecer la inmensa abundancia que me rodea ¿no será mejor que aprenda a pensar diferente para poder verla?

"Cuentan de un sabio que un día
tan pobre y mísero estaba,
que sólo se sustentaba
de unas hierbas que cogía.
¿Habrá otro, entre sí decía,
más pobre y triste que yo?;
y cuando el rostro volvió
halló la respuesta, viendo
que otro sabio iba cogiendo
las hierbas que él arrojó.

Quejoso de mi fortuna
yo en este mundo vivía
y cuando entre mí decía:
¿habrá otra persona alguna
de suerte más importuna?
Piadoso me has respondido.
Pues, volviendo a mi sentido,

---

hallo que las penas mías,
para hacerlas tú alegrías,
las hubieras recogido"

Pedro Calderón de la Barca "La vida es sueño" Siglo XVII

Lo que para unos son restos, para otro son comida. Lo que para ti puede ser incomodidad, para otro puede ser aprendizaje. Lo que para unos es infierno, para otros es esfuerzo y voluntad. Y, si no puedes, como otros, valorar la abundancia que nos rodea tras leer estos versos, entonces sé otro. Cambia. Medita, evoluciona, aprende, transfórmate. Sé otro. Sé aquel que quieras ser. Aquel que disfruta igual de un día lluvioso que de uno soleado, aquel que le saca una sonrisa a quien lo necesita y le cambia el día. Aquel que ayuda sin esperar recibir nada. Sé quién quieras ser, pero, si aún no lo eres, empieza ya, porque apenas hay tiempo para darse cuenta de que, lo que se va, es lo que realmente merece la pena. El tiempo, las experiencias, el amor, la risa, la amistad, la vida. Si tú no estás aquí para vivirla, alguien más lo hará. Pero no serás tú, será otro. Por eso, si no te gusta este día, luzca como luzca, si estás harto de tu trabajo y, aun así, sigues en él, si no puedes reír a carcajadas sin motivo, si no puedes sonreírle a un extraño, entonces, sé otro.

La abundancia existe en todas las formas y niveles. Es alimento, energía, amor, música, alegría, es vida. Es tener una charla increíble con alguien que acabas de conocer y sentir que le conoces de antes. Es caminar por una calle desconocida y descubrir un restaurante de comida extranjera y entrar a descubrir sabores exóticos. Es descubrir un cantante nuevo y que te encanten casi todas sus canciones. Abundancia es viajar a un país que no conocías, notar que te sientes como en casa y que te gustaría vivir allí. Pero nada de esto ocurrirá si no eres capaz de saborear esa abundancia, si encima de ti sólo ves las nubes negras. A veces ni siquiera están, pero igualmente las creamos. Porque pensamos, actuamos y materializamos. Entonces somos creadores de nuestra realidad en cierta medida. Nunca nos enseñaron a escribir nuestro destino en el colegio, no supieron enseñarnos a dibujar nuestra vida, pero nunca es tarde para aprender.

Ejercicio:

Llega a casa, después del trabajo o de terminar tu jornada y siéntate en un sitio cómodo. Respira lento y profundo un par de veces. Abre tu libreta o cuaderno favorito y apunta la fecha del día. Escribe dos cosas buenas que te pasaron hoy, algo que te dijeron o sentiste, algo que pasó o notaste. Algo diferente y positivo. Si te sientes seguro, escribe más, todas las que quieras. Ahora vuélvelas a leer. ¿Qué sensación te aportan?

Repite este ejercicio cada día durante un mes. De esta forma, estamos educando la mente para que se enfoque en lo bueno de nuestra vida. Así eliminamos la negatividad y la depresión o la insatisfacción. Así aprendemos a ser conscientes de la abundancia infinita que nos rodea y de la que somos parte constantemente.

INTERPRETACIÓN NEUTRA

Cuando presenciamos los actos de alguien o nos cuentan una historia que acaba de ocurrir, es inevitable o, más bien, casi imposible no juzgarlo. Nos parece bien, correcto, malo, horrible, pero no suele dejarnos indiferentes. Tenemos que expresar nuestra opinión. Es nuestra forma de empatizar o de diferenciarnos, de exponer nuestros ideales y de defender nuestra identidad. Y eso es algo totalmente válido. Pero hay algo muy interesante que pensar acerca de esto:

Cuando creamos algo bueno, es decir, cuando en nuestra mente establecemos que un hecho o un concepto es correcto, o que conseguir algo determinado es lo ideal, sin querer, estamos creando también algo malo, porque le damos vida a su opuesto. Es decir, la ausencia de eso tan bueno que nos gustaría conseguir es algo negativo. Por ejemplo, si queríamos acabar nuestra carrera (algo bueno) y finalmente no pudimos hacerlo (algo malo) porque nuestro padre enfermó y tuvimos que empezar a trabajar antes de terminar los estudios, nos sentiremos mal. Aquello que era tan bueno no se cumplió o no lo llegamos a conseguir y entonces no nos sentimos bien. De forma inconsciente, hemos programado nuestra mente con la creencia de que está mal que consigamos lo opuesto a lo que queríamos, o que no consigamos lo bueno que queríamos. *"No conseguí ese trabajo que quería"*, *"tengo treinta años y aún no me casé"*, *"quería haber tenido hijos antes de los treinta y cinco"*, etc.

Evidentemente, son sucesos frustrantes que a cualquiera le molestarían o bloquearían temporalmente. También hay actos que son indiscutiblemente malos y que no tienen otra forma de verlos, crímenes, asesinatos, agresiones sexuales y un largo etc. Eso no se puede negar. Pero los hechos de nuestro día a día son los que nos importan aquí.

El concepto de la interpretación neutra es sencillo de explicar y complicado de aplicar, pues debemos enfrentarnos al condicionamiento mental humano que nos ha pasado factura durante siglos, así que será necesario ser muy consciente de nuestras reacciones inconscientes.

La interpretación neutra consiste en permanecer antes de nuestra personalidad y de nuestro juicio, allí donde algo no es ni bueno ni malo, simplemente ES. Y, eso, ya es bueno, créeme. Significa mantenernos al margen de la mente y sus delirios y no permitir que desarrolle juicios que no nos lleven a ninguna parte o que no desemboquen en nada bueno.

Por ejemplo, si voy conduciendo por la carretera y una persona se me cruza peligrosamente, yo usaría mi claxon para advertirle acústicamente. Si, de repente entonces, él cambia de carril y frena, se pone a mi altura y me grita, insulta o hace gestos agresivos con las manos, yo podría seguir su corriente energética y gritarle e insultarle también, haciéndome cómplice de su mala conducta y pagando yo, al menos energéticamente, por las consecuencias de sus errores. Finalmente, podría incluso acabar de peor forma, pues durante el enfado no estoy al 100% concentrado en la carretera y estoy poniéndome en riesgo de provocar un accidente.

Pero en cambio, también podría respirar profundo, o sonreír y hacerle un gesto expresando nuestras disculpas, aunque ni siquiera fuera culpa nuestra, y seguir nuestro camino sin más complicaciones. De esa forma, no permitiríamos que su mala energía nos afecte y contamine, y seríamos capaces de continuar nuestra trayectoria ilesos y con nuestra vibración intacta. Nada puede afectarte si tú no se lo permites. Como decía el refrán popular *"no ofende quien quiere sino quien puede"*. Pues entonces, no permitas que puedan ofenderte. No se trata de ponerse a la defensiva, de resistirte. Se trata de aceptar y dejar ir. De identificar ese comportamiento como no útil y dejarlo marchar por donde vino.

"Andaban por la calle el monje y su discípulo cuando, de repente, pasó un hombre corriendo y golpeó brutalmente al maestro, tirándole al suelo. ¡Maestro! –grito alarmado el discípulo mientras ayudaba a su maestro a levantarse– ¿se encuentra bien?
El viejo monje se levantó con calma, sacudió el polvo de sus ropajes y retomó la marcha sin ninguna reacción o queja por su parte.
¡Pero maestro! –exclamó en alto el alumno– ¿quién era ese hombre? ¡Ni siquiera le miró, ni sabe quién es o por qué lo hizo!
Es su problema, no el mío –respondió tranquilo el maestro–".

Cuento de la tradición Zen

El problema no es nuestro hasta que nosotros decidimos hacerlo nuestro reaccionando negativamente. No hay que reaccionar, hay que actuar, aceptando lo que sucede y dejándolo pasar de largo o ignorándolo, y, a veces, ni siquiera actuar es necesario.

Todo esto no tiene nada que ver con dejarse humillar o con que permitas que abusen de ti, ni mucho menos. En la vida casi nunca es blanco o negro, sólo diferentes escalas de grises.

"Si tienes 86400 euros y alguien te roba 60 ¿tirarías a la basura los otros 86340? No ¿verdad? Ahora imagina que, en vez de 86400 euros, son 86400 segundos lo que tienes,
exactamente los segundos que dura un día. Entonces dime ¿tirarías a la basura los 86340 segundos que te quedan después de que alguien te haga perder 60 segundos de tu tiempo con su mala actitud o intenciones?"

Texto extraído, traducido y versionado de Marc Levy, de su libro "Et si c'était vrai (Y si fuera cierto)" año 2000

Piénsalo así la próxima vez que te sientas lleno de ira o rabia por una mala actitud o abuso de alguien, y medita profunda y sinceramente sobre si merece la pena perder tu día entero enfadado o amargado, sólo porque alguien te quitó 60 segundos de tu tiempo con sus malas formas, intenciones o palabras.

Ejercicio:

Cada vez que te aceche una mala energía, que oigas duras críticas o veas en peligro tu estabilidad emocional o energética, simplemente aléjate. Y te sea posible o no alejarte, no lo interpretes, no acuses, no juzgues. Céntrate en tu respiración, siente tu cuerpo. Puedes decirte a ti mismo:

"No eres mío, no me perteneces, no te quiero aquí".

O simplemente:

"No me aporta nada ¡siguiente!"

O también:

"¡Gracias por participar! ¡ya le llamaremos!"

Tú eres el creador y el destructor, el principio y el fin de todo aquello que desees o no desees tener en tu vida. Usa tus pensamientos a tu favor y no dejes que ellos te usen a ti, porque créeme que lo harán, si llegan y no encuentran a alguien al mando del barco.

LEY DE ATRACCIÓN

Somos seres creadores, no me cansaré de repetirlo. Como decíamos en el capítulo *"Vibración alta"*, los pensamientos son la materia prima para materializar nuestros sueños. Tenemos el poder de convertir algo etéreo, algo sin forma, en algo tangible y físico en el mundo real. Si decidimos estudiar una carrera porque queremos ser periodistas, por ejemplo, iremos a clase durante años, estudiaremos, nos examinaremos y finalmente conseguiremos el título. Buscaremos un trabajo y finalmente acabaremos trabajando de periodistas. Lo hemos conseguido. Algo que sólo existía en nuestra cabeza se hizo real a través de nuestras acciones.

La gran mayoría de nosotros no somos conscientes de ese gran poder. No nos lo mostraron de pequeños ni nos enseñaron a usarlo. Sin embargo, a lo largo de nuestra existencia, hay momentos en los que te das cuenta de que hay algo más que influye en tu vida que los simples acontecimientos casuales o aleatorios. Estabas pensando en un amigo de hace tiempo, con el que no hablabas desde hace semanas y, de repente, te llama. O conoces a alguien por primera vez, y al día siguiente lo encuentras de nuevo en otro sitio, o estás buscando trabajo y en una conversación alguien te ofrece una oportunidad única. Algunos lo llaman casualidad, otros causalidad, **Carl Jung** lo bautizó como *"sincronicidad"*.

La sincronicidad es la manera que tiene el universo de decir sí. Es la forma de saber que estás en el sitio correcto, en el momento adecuado, con la persona precisa. Si aprovechas ese momento a fondo, seguro obtendrás una valiosa lección o podrás enseñar o ayudar a alguien de algún modo. Cuando te quedas pensando *"¿cómo es posible? ¡qué casualidad! "*, entonces es el momento ideal para estar plenamente consciente y alerta de lo que está pasando. Algo especial puede suceder, una oportunidad para desarrollarte o evolucionar a nivel laboral, emocional o ambos.

Nuestro subconsciente rige nuestra vida. El cúmulo de experiencias, recuerdos, estímulos y otros factores, programan nuestro lado inconsciente durante nuestra estancia en la Tierra. Toda esa información va creando una versión única de identidad, una percepción individual que nos hace reaccionar de una forma u otra al enfrentarnos con los sucesos del día a día. Esa serie de impulsos o reacciones automáticas es inconsciente y afecta a nuestra perspectiva del mundo de una forma definitiva, alterando nuestra forma de ver lo que nos rodea.

Si tuvimos una infancia dura, quizá desconfiemos de alguien que quiere abrirse a nosotros o que nos trata bien o, todo lo contrario, quizá a la mínima oportunidad que vemos de confiar en alguien, lo hacemos ciegamente y sin esperar a que esa confianza se genere naturalmente, con lo que podemos conseguir que la otra persona se asuste y salga corriendo.

Una gran parte de nuestra vida está absolutamente gobernada por el inconsciente, y no nos damos cuenta porque ha sido así desde siempre. Pero ¿y si pudiéramos influir en el subconsciente de forma natural y así crear una versión nuestra más positiva y feliz? Eso es posible, pero como casi todo lo bueno de la vida, requiere esfuerzo y compromiso.

"La utopía está en el horizonte. Camino dos pasos, ella se aleja dos pasos y el horizonte se corre diez pasos más allá. Entonces ¿para qué sirve la utopía? Para eso, sirve para caminar".

Eduardo Galeano

No vamos a lograr la mejor versión de nosotros en un pestañeo, de la noche a la mañana. Si fuera así, no tendría valor ninguno y seguramente al rato nos aburriríamos y volveríamos

---

a ser como antes. El buen vino requiere de años para madurar. Una buena relación se consolida con el tiempo, el afecto, la comprensión y los detalles. Un árbol resistente y frondoso se riega con amor y tiempo, no sólo con agua. Entonces, no esperemos lograr cambiar todos nuestros problemas de comportamiento o percepción con la rapidez de un rayo.

Hubo una frase que escribí hace tiempo y me gusta mucho recordar cuando tengo algún pensamiento negativo o que me motiva a enfocarme en cosas injustas o que no me aportan nada:

"La perfección no existe. Si lo aceptas, todo se vuelve perfecto"

Chris Díaz

Lo que debe de ser perfecto no es el mundo que nos rodea, sino nuestra forma de observarlo y apreciarlo. Todos cometemos errores, hasta en la naturaleza ocurren cosas que, desde nuestra perspectiva, pueden parecer crueles y devastadoras. Pero el mundo no es como es, sino como uno lo mira.

Si cambias tu forma de mirar el mundo, tu mundo cambiará.

Ejercicio:

Si queremos lograr un objetivo grande o a largo plazo, es muy útil e importante ir marcando aquellas pequeñas tareas o metas necesarias para ir alcanzando el objetivo final. Paso a paso, lograremos grandes cosas. La mejor manera de llegar a algún lugar es empezar a caminar. Disfruta la enriquecedora travesía del aprendizaje y del crecimiento personal. Pocas personas son las valientes que se aventuran a recorrer esta senda para evolucionar en diferentes aspectos.

1° En una página de tu cuaderno nuevo, reluciente y poderoso, pon de título aquello que te gustaría lograr, algo grande. Tu trabajo soñado, tu plan de vida, tus objetivos deportivos, tu casa ideal, tu libertad financiera... ahora apunta debajo de ese importante título todos esos pequeños objetivos o actividades necesarias para llegar a él. No escatimes en detalles. Ahora, sabes que lo que quieres conseguir tiene un gran valor y lo apreciarás cuando lo consigas. Ve poco a poco, día a día, cumpliendo las pequeñas metas del cuaderno para acercarte a tu gran objetivo. Si en una parte sientes que no avanzas, prueba nuevas estrategias, diferentes formas de conseguirlo: estudia, investiga, consulta a aquellos que ya saben o que estén triunfando en algo similar y versiona lo que ellos hicieron para conseguirlo. Al plasmarlo en papel, ya estamos empezando a materializarlo para conseguir que se haga real.

2° Repite diariamente en voz alta lo que quieres conseguir y por qué lo quieres como si ya lo hubieras logrado. Imagínate en esa situación, con tu objetivo cumplido, con todo detalle. Visualiza cómo irías vestido, cómo hablarías, qué casa tendrías y más importante todavía, cómo te sentirías. Anótalo todo y repítelo en voz alta como si ya lo tuvieras. Sin dudas, con pasión y voluntad. Combina estas técnicas y conseguirás todo lo que te propongas. Agradece todo este proceso de crecimiento y siente el poder creador que emana de tu interior. Esa es la forma de atraer lo que desees a tu vida, convirtiéndote en su imán.

Puedes conseguir todo lo que te propongas con voluntad y constancia.

PIENSA MENOS, SIENTE MÁS

Observa cómo, cada vez que recibes una buena noticia y lo celebras, el tiempo pasa volando, se te ocurren las mejores bromas, estás agradecido y feliz y compartes esa buena energía y afecto con todos los que te rodean. No hay momento para que la mente interrumpa con su constante cuchicheo y nos suelte pensamientos sin sentido. Estamos muy ocupados viviendo en el ahora, en el presente o, lo que es lo mismo, estamos pensando menos y sintiendo más. Y ¿no crees que sería increíble poder vivir así cada instante de tu vida? ¿O por lo menos la mayoría?

Eso es muy posible, si nos concentramos y observamos en qué momentos de nuestra vida estamos en *"piloto automático"* y en cuáles decidimos totalmente lo que estamos haciendo. Si estamos distraídos, pensando en nuestras preocupaciones o problemas, mirando el móvil o la televisión, la mente está funcionando por nosotros, no tenemos apenas decisión en su funcionamiento. Nuestra apreciación de la realidad disminuye y entramos en un bucle de indiferencia y apatía y, sobre todo, de poca creatividad y productividad.

Si, por el contrario, estamos concentrados en una tarea, un deporte, un trabajo interesante o una charla profunda con alguien, estamos viviendo en el ahora, estamos siendo más ALMA que MENTE, estamos pensando menos y sintiendo más. Es un tipo de meditación en acción, ya que no permitimos que la mente contamine el momento con sus interferencias habituales y damos rienda suelta a nuestra pasión y creatividad. Esa es mi forma de verlo y la que me ha ayudado más a concentrar mi energía en vivir en el presente, que es donde todo sucede.

Si dedicas parte de tu energía a educar tu mente, sanarás el alma.

Al momento de darnos cuenta de que los pensamientos surgen de forma espontánea en nuestra cabeza, sin motivo ni detonante, y que muchas veces no nos aportan nada o nos llevan a actuar o reaccionar de manera negativa, estamos siendo conscientes. Estamos sintiendo. Estamos siendo más alma que mente. Ese es el instante mágico en el que nos damos cuenta de que nuestra mente inconsciente no representa nuestra identidad, pero la mente consciente sí. Ya que es con ella con la que tenemos elección, es siendo conscientes cuando tomamos las mejores decisiones, cuando combinamos razón y experiencia, pensamientos y sentimientos, mente y alma. Si todo fuera impulso sin consciencia seguiríamos siendo animales y teniendo que matarnos entre nosotros para sobrevivir.

Quizá, a veces no podemos elegir en qué pensar, ya que el plato ya está servido en la mesa, pero sí podemos elegir de qué "alimentarnos", es decir, podemos elegir a qué pensamientos prestar atención, cuales merecen la pena desarrollar y darles un tiempo que no volveremos a recuperar.

Veámoslo de esta forma: yo estoy pensando en algo que no me hace bien, algo que ni siquiera ha ocurrido quizá, un miedo o una preocupación. Al imaginar algo, el inmenso poder de nuestra mente nos lo hace sentir como si ya estuviera pasando, pone a cada célula a trabajar en ese pensamiento y toda la sensación, negativa o positiva, nos inunda y gobierna. El sistema se llena de hormonas producidas por las emociones y dejamos de ser conscientes de lo que pensamos y entramos en un bucle. No permitas que eso suceda. Corta el proceso cuando tú quieras. Somos mayormente animales emocionales, no racionales, porque cuando una emoción ha llegado a nuestra cabeza, el razonamiento lógico desaparece.

Observa las emociones negativas que han provocado tanta destrucción en el planeta: la avaricia, la sed inagotable de dinero y la corrupción, el fanatismo religioso, el poder, el abuso y el control, la envidia... no llevan a nada bueno y consumen a su dueño hasta los cimientos.

Ejercicio:

Cuando algún pensamiento que no nos agrade llame a la puerta, no te preocupes, no sientas, no le des valor ni significado, no le prestes atención más de lo necesario. Según llegó, déjalo que se vaya. Atrae tu atención sobre otra cosa. Hasta este punto, hemos explicado diferentes técnicas a lo largo de este libro para enfocar tu mente en el ahora y creo que ya tienes las herramientas necesarias para comenzar a conseguirlo. Todo se resume a esto: cuando llegue algún pensamiento inconsciente negativo, sé positivamente consciente. Cuando PIENSES algo malo, HAZ algo bueno. Es decir, no dejes que la mente te lleve de paseo, llévala tú donde quieras que vaya. Utiliza técnicas descritas en capítulos anteriores: toca la pared y siéntela, o tu cuerpo o ropa y observa que sensación te aportan, concéntrate en tu respiración, canta, tararea, habla en voz alta, dile "no me interesa, gracias y buen día", haz ejercicio, escribe en tu cuaderno de poder "nada malo se queda en mí". Y, de repente, más rápido de lo que te puedas dar cuenta, ya se habrá ido. Tienes unas cuantas formas de conseguirlo, escoge aquella que te resuene o atraiga, la que más se adapte a ti o te resulte lógica.

Ni todas las técnicas de vivir en el presente están aquí, ni son las únicas que existen. Seguro que hay muchas más y posiblemente tú descubras o inventes más por el camino. Las técnicas aquí descritas son las que a mí me funcionaron y me siguen ayudando hoy en día. Espero, con todo mi corazón, que aligeren tu peso y te permitan volar más libre.

Gracias por estar aquí y ahora.

REFLEXIÓN FINAL

El viaje por este libro ha concluido, pero tu viaje interno de superación y desarrollo no ha hecho más que comenzar, o continuar hasta el fin del camino.

Esa es una de las grandes bellezas de la vida: nutrirse de nuestro entorno para mejorar a todos los niveles. Ser capaces de mirar hacia dentro cuando sentimos que algo nos inquieta, nos hará comprender mejor cómo funcionan nuestras emociones, nuestra salud, mente y alma.

Si le damos alimento saludable y positivo a nuestra mente, las repercusiones serán positivas en muchos aspectos. Nuestra energía y voluntad aumentarán, al igual que mejorará nuestra concentración y buen estado de ánimo. También dormiremos mejor, tendremos un buen día y, de esta forma, crearemos un ciclo de bienestar que mejorará nuestra vida enormemente.

De la misma forma, si elegimos bien a qué pensamientos prestar atención para que se desarrollen sólo aquellos que nos aporten algo positivo, nuestra mente estará más calmada y sin estrés ni ansiedad. Podremos funcionar mejor en el trabajo, se mejorará nuestra capacidad de decisiones, estaremos más positivos, etc.

"Al calor de la hoguera, un viejo indio le contaba a su nieto: En nuestro corazón hay dos lobos peleando. Uno de ellos es un lobo enojado, violento y vengador. El otro está lleno de amor, gratitud y compasión.
El nieto preguntó– abuelo ¿cuál de los dos ganará la pelea?
El abuelo contestó– aquel al que yo alimente".

Viejo cuento Cherokee

No hay que culparse de lo que pensamos inconscientemente, pero sí debemos responsabilizarnos por lo que sentimos, ya que requiere más participación de nuestra parte. El pensamiento puede surgir solo, pero nosotros le permitimos cobrar fuerza y desarrollarse al darle nuestra atención plena. Elige sabiamente qué quieres ver crecer en ti.

Igualmente, también nuestro alma pide un "alimento" como es debido. Al cuidar de nuestra mente de diferentes formas, el alma se sentirá en paz, feliz, agradecida y seremos capaces de acudir a ella cuando la mente nos "traicione". El alma es nuestro rincón, allí donde todo está bien, donde no hay interferencias ni problemas, estrés o sufrimiento, y podemos llegar a ella cuando vivimos en el ahora sin distracciones.

Pensar es de la mente, sentir es del alma. Si elegimos abrazar y desarrollar solo los pensamientos positivos, el alma nos regalará sensaciones y sentimientos de felicidad y bienestar. Suena sencillo, pero puede resultar algo más complejo de poner en práctica, como todo lo bueno de la vida que perdura en el tiempo. Una vez que descubras tu verdadero poder, la vida será una experiencia enriquecedora y abundante a cada paso. No permitas que se te escape entre los dedos la oportunidad de vivir mejor.

Recuerda respirar profundo y lento y enfocar tu atención en tu cuerpo cada vez que notes que sientes estrés o ansiedad o piensas en exceso. **La misma energía que te altera es la misma que puede calmarte.** Sólo debes aprender a dirigirla y a usarla en tu beneficio.

¡¡Gracias por haber elegido mi libro!!

Espero, de corazón, que disfrutes el viaje a través de las páginas de este libro y que mis experiencias puedan aportarte y motivarte para recorrer tu propio camino hacia tu crecimiento personal, salud mental y felicidad.

¡Ayúdame a ayudar!

La mejor forma de apoyarme es gracias a una opinión o valoración positiva de mi libro en la página donde lo conseguiste. Sólo te tomará unos segundos hacerlo, pero para mí significa mucho.

Una buena valoración tuya ayuda a que mi trabajo llegue a más personas e impacte positivamente en su vida, salud y bienestar.

Te deseo un feliz camino, paz y abundancia,
Christian